Kuschelige WÄRMEKISSEN nähen

Ursula Prodinger

Entspannung für Körper und Seele

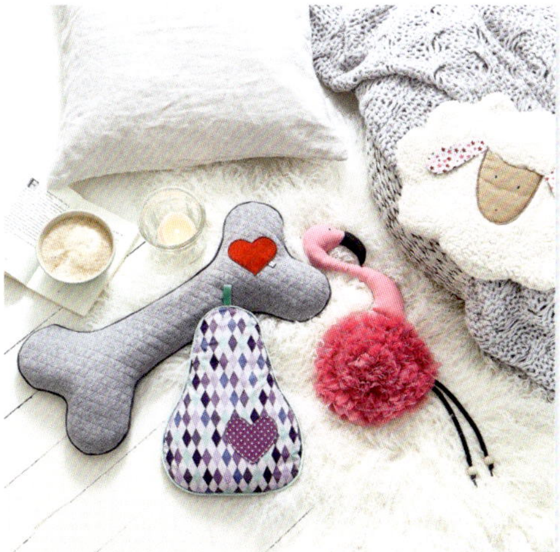

CV

INHALT

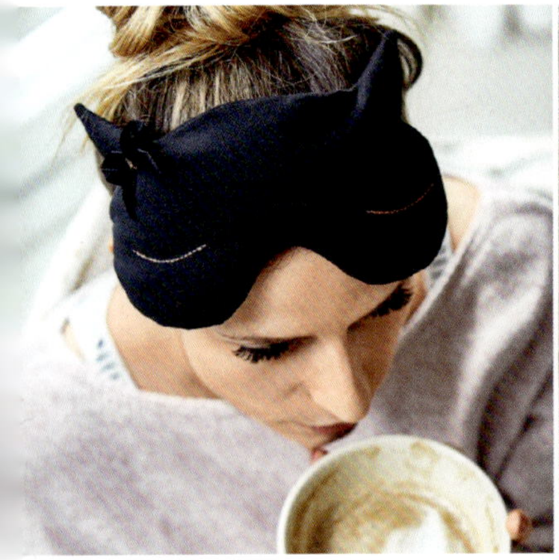

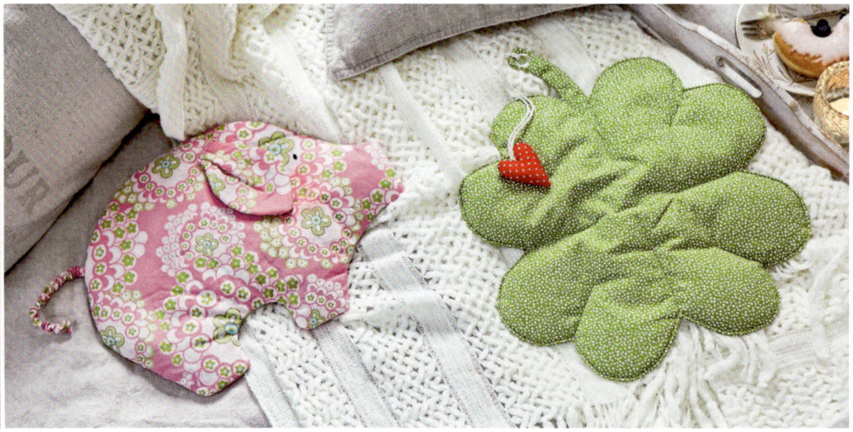

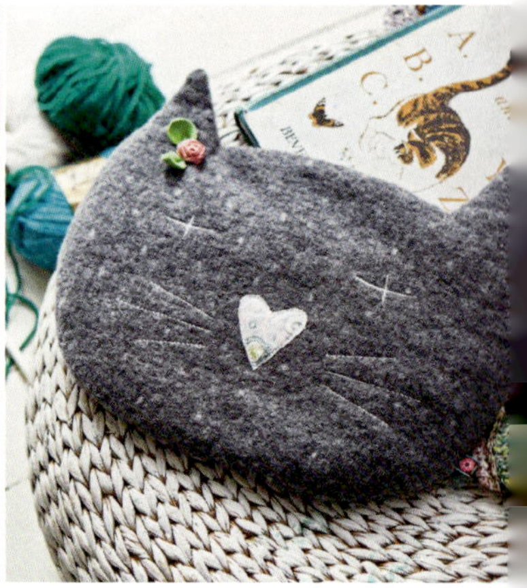

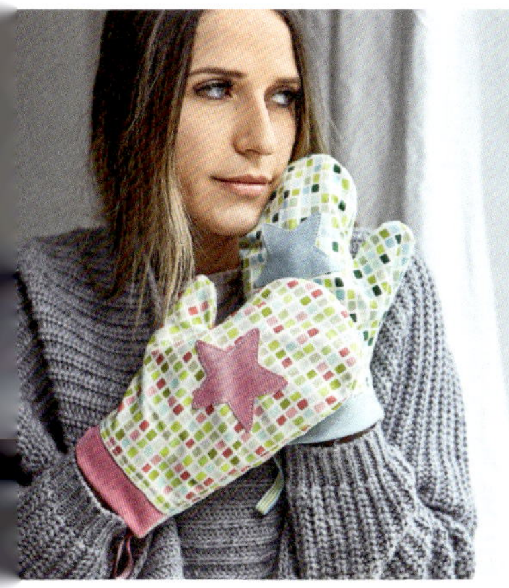

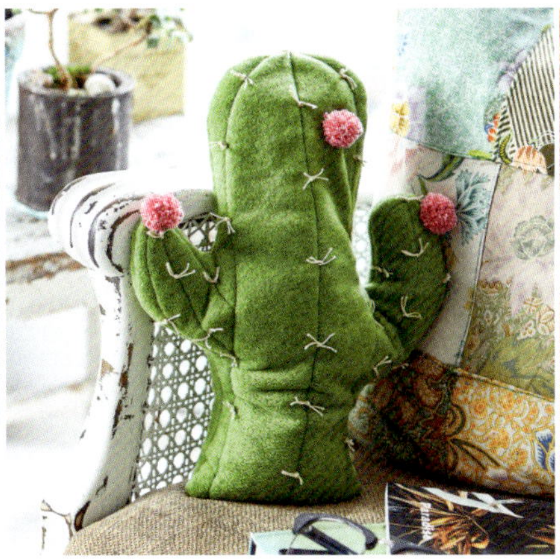

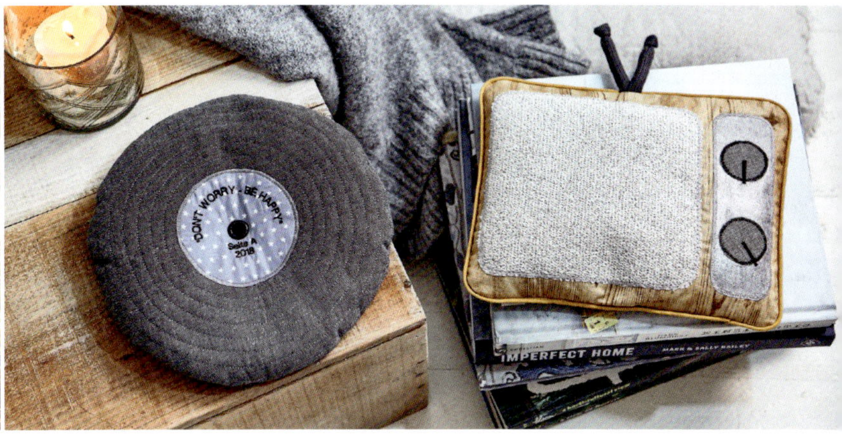
DON'T WORRY · BE HAPPY
Seite A
2018
IMPERFECT HOME

KUSCHELIGE WÄRMEKISSEN ZUM SELBERNÄHEN

Sie wärmen, sind kuschelig und wenn es drauf ankommt, können sie sogar Linderung bei Schmerzen und Unwohlsein verschaffen: Wärmekissen! Es gibt sie in verschiedenen Farben und Formen und mit den unterschiedlichsten Füllungen, doch am schönsten sind doch selbstgenähte Wärmekissen.

Ob flauschiges Kissen in Wolken- oder Schäfchenform für kleine Patienten, wärmende Hüttenschuhe gegen kalte Füße, Nackenkissen gegen Verspannungen oder eine Schlafbrille für geruhsame Nächte – alle Modelle in diesem Buch sind einzigartig in ihrem Design und eignen sich für viele verschiedene Anwendungen.

Auch bei der Füllung gibt es unterschiedliche Möglichkeiten: Besonders beliebt sind Roggen, Weizen, Dinkel und natürlich der Klassiker, die Kirschkerne. Doch auch außergewöhnliche Füllungen wie Rapssamen oder Traubenkerne erfreuen sich

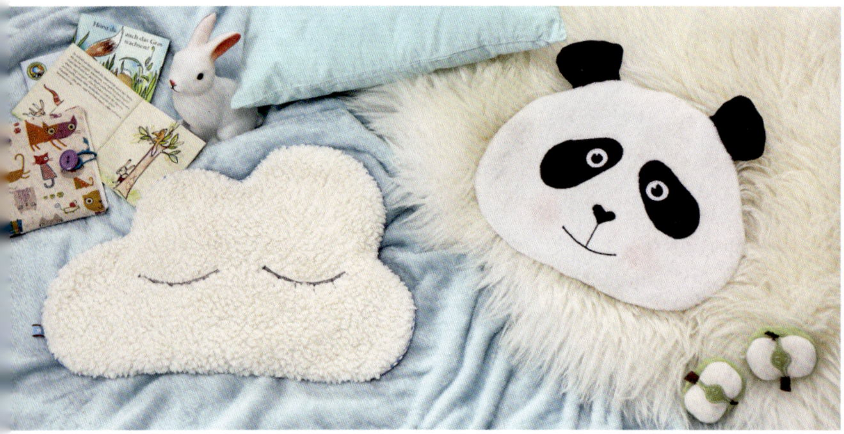

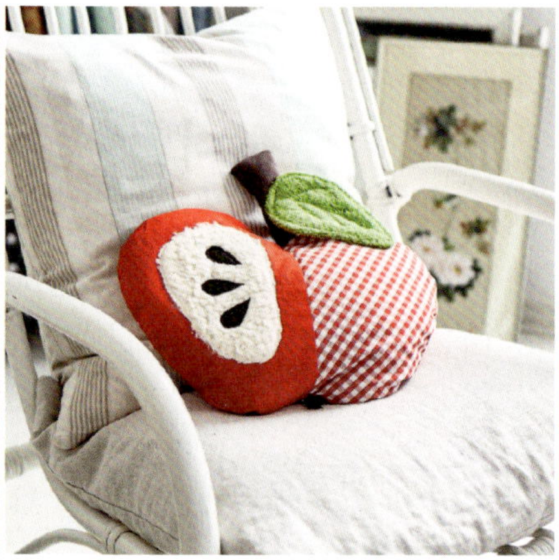

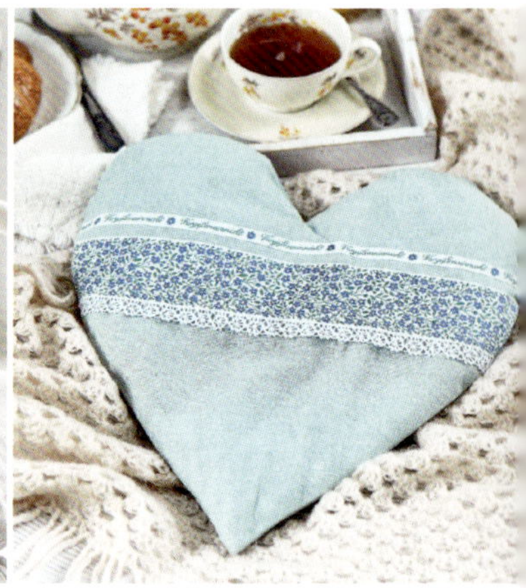

zunehmender Beliebtheit, weil sie so fein und anschmiegsam sind. So einfach wie die Kissen nachzunähen sind, so einfach ist auch ihre Anwendung: Erwärmt werden sie entweder in der Mikrowelle oder im Backofen, sodass sie schon nach kurzer Zeit einsatzbereit sind.

Jedes der 27 Projekte ist ausführlich beschrieben und alle Schnittmuster liegen in Originalgröße bei. Wenn es mal irgendwo hakt, helfen die zahlreichen Tipps weiter. So können auch Näh-Anfängerinnen schon bald ihr erstes, individuelles Kissen in den Händen halten.

Viel Spaß beim Nähen und eine entspannte Zeit!

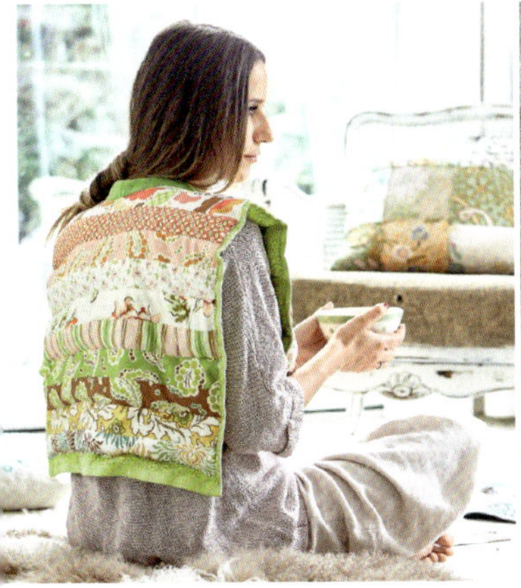
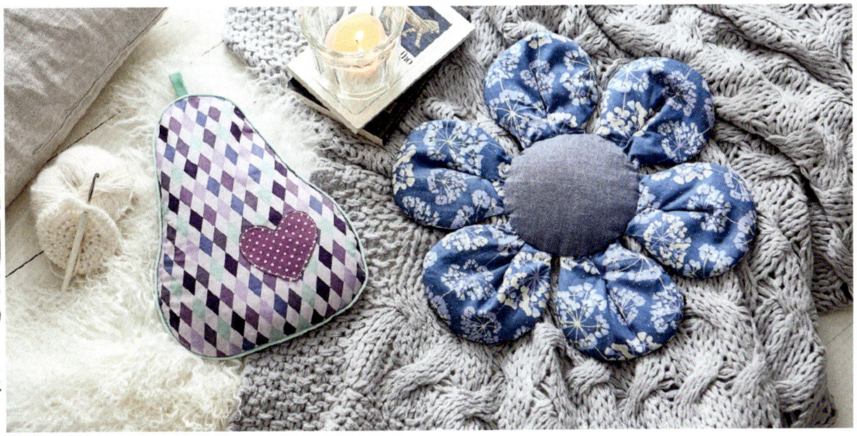
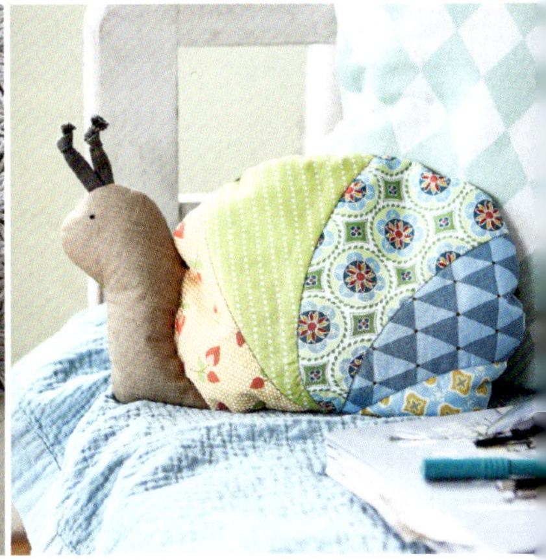

RUND UMS WÄRMEKISSEN

Wärmekissen erwärmen

Wärmekissen lassen sich in der Mikrowelle oder im Backofen erwärmen. Für Kleinkinder (Wärmekissen sollten erst ab dem 1. Lebensjahr verwendet werden) wird das Kissen am besten auf der Heizung erwärmt, damit es nicht zu heiß wird.

In der Mikrowelle

Beim Aufwärmen in der Mikrowelle das Kissen langsam und mit einer geringen Leistung erwärmen. So wird verhindert, dass es zu Überhitzungen kommt. Und Vorsicht: Bei zu langem Aufwärmen kann es zu Bränden kommen.

Die Aufwärmzeit variiert je nach Größe, Füllung und Füllmenge des Kissens. Das Kissen am besten zunächst bei maximal 600 Watt etwa eine Minute lang in die Mikrowelle legen. Ist die gewünschte Wärme nicht erreicht, wird in Abständen von etwa 20 Sekunden weiter erwärmt. Beim Erhitzen kann eine Tasse Wasser mit in die Mikrowelle gestellt werden. Dies sorgt dafür, dass die Körner nicht so schnell austrocknen. Es sollte zudem darauf geachtet werden, dass der Mikrowellenteller sich frei drehen lässt. Es empfiehlt sich außerdem, unbedingt die Bedienungsanleitung der Mikrowelle zu lesen, um Fehler zu vermeiden.
ACHTUNG: Kissen mit metallhaltigen Details wie etwa Ösen oder Reißverschlüsse dürfen auf keinen Fall in der Mikrowelle erwärmt werden! Auch bei Kissen mit Kirschkernfüllung sollte man vorsichtig sein, weil dabei ungesunde Dämpfe freigesetzt werden können. Diese erwärmt man besser im Backofen.

Im Backofen

Für das Aufwärmen im Backofen sollte der Ofen auf maximal 50 °C aufgeheizt werden (Ober-/Unterhitze oder Umluft). Das Kissen wird dann je nach Füllung und Füllmenge 10–15 Minuten darin erwärmt. Zum Schutz das Kissen am besten in ein Stück Alufolie wickeln. Auch beim Erwärmen im Backofen empfiehlt es sich, eine Tasse Wasser dazuzustellen.

Grundsätzlich sollte ein Wärmekissen vor dem erneuten Erwärmen immer vollständig auskühlen und das Erwärmen eines Kissens sollte stets beaufsichtigt werden. Vor der Verwendung ist es wichtig, das Kissen auf seine Temperatur zu überprüfen, um Verbrennungen zu vermeiden. Bei Fieber, Entzündungen und Kreislaufbeschwerden dürfen Wärmekissen nicht verwendet werden!

Kältekissen

Die meisten Kissen lassen sich auch zur Kältebehandlung nutzen. Am besten sind hierfür die in diesem Buch vorgestellten Schlafbrillen geeignet. Kissen mit gröberer Füllung wie etwa Kirschkernen eignen sich nicht so gut zum Kühlen, angenehmer sind solche mit feineren Körnern. Füllungen aus Blütenblättern (Lavendel, Rosen) können beim Antauen unter Umständen Verfärbungen auf dem Stoff hinterlassen, daher sollte man sie ebenfalls eher nicht zum Kühlen verwenden. Zum Kühlen das Kissen einige Zeit in den Kühl- oder Gefrierschrank legen. Fremdgerüche lassen sich dabei vermeiden, indem man das Kissen zuvor in einen Gefrierbeutel packt.

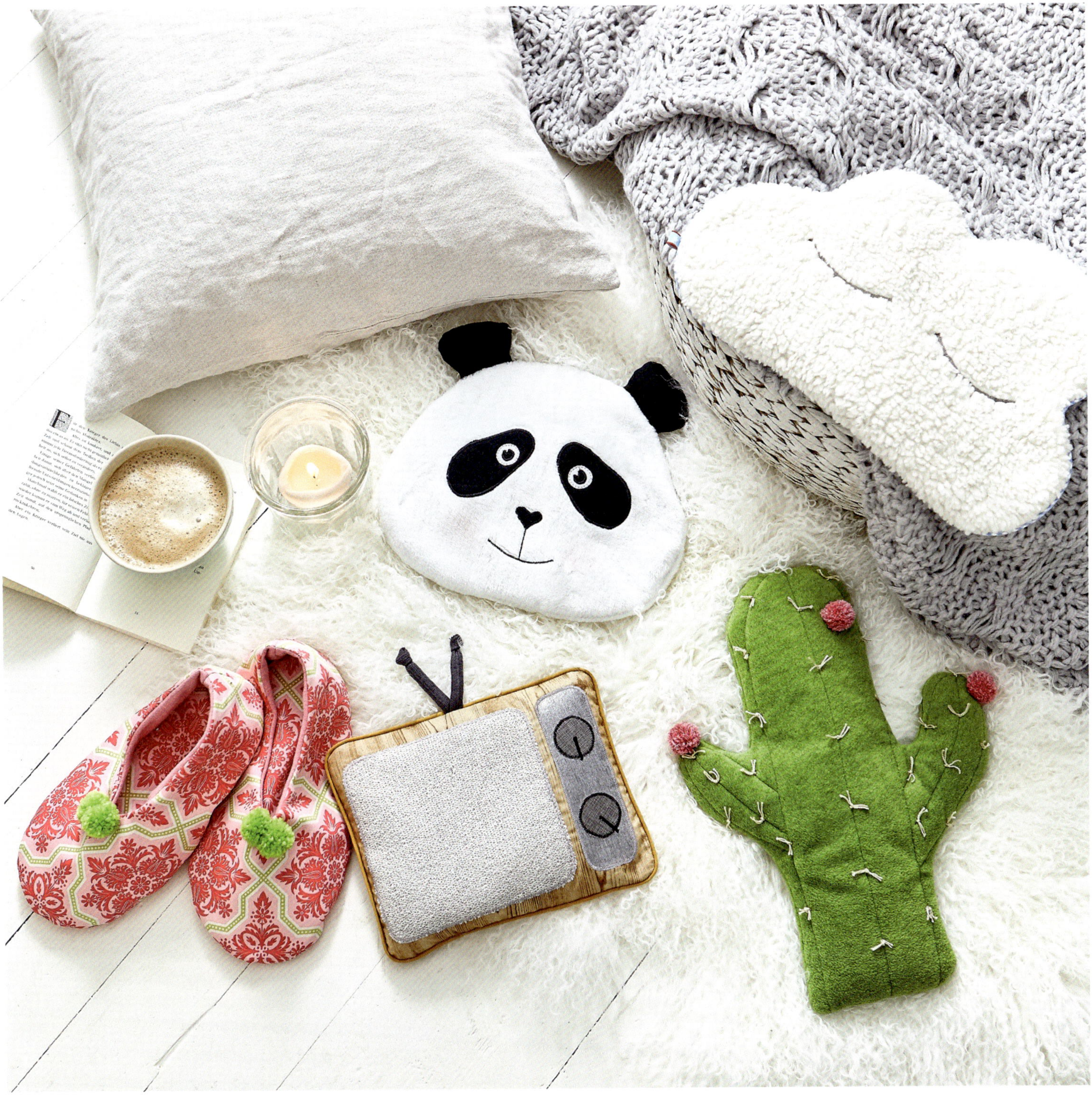

FÜLLUNGEN

Körner, Kerne, Samen und Blüten – für Wärmekissen gibt es eine Vielzahl von Füllungen. Besonders beliebt sind Roggen, Weizen, Dinkel und der Klassiker: die Kirschkerne. Doch auch außergewöhnliche Füllungen wie Rapssamen, Amaranth, Leinsamen oder Traubenkerne werden immer beliebter. Auch getrocknete Johannisbeerkerne eignen sich als Füllung. Die Kissen – am besten mit einem Trichter – nicht zu prall füllen, damit sie sich gut anschmiegen.

Kerne

Hier eignen sich Kirsch-, Johannisbeer- und Traubenkerne am besten. Kirschkerne sind verglichen mit anderen Füllmaterialien zwar eher groß, überzeugen aber durch ihr geringes Gewicht. Kissen aus Johannisbeer- oder Traubenkernen schmiegen sich aufgrund der kleinen Kerngröße besonders gut an den Körper an und sind somit vor allem für Babys und Kleinkinder gut einsetzbar.

Körner

Bei Körnern wie Dinkel, Weizen, Amaranth oder Roggen unterscheidet man zwischen dem vollen Korn und dem Spelz, der Hülle des Korns. Das volle Korn speichert die Wärme länger und ist für Wärmekissen somit besser geeignet. Spelz hingegen wird meist in Schlaf- und Kuschelkissen verwendet. Hirse eignet sich aufgrund der kleinen Korngröße gut für kleinere Wärmekissen, die sich Nacken oder Gesicht gut anpassen sollen. Körnerkissen werden in der Mikrowelle bei 400–600 Watt etwa 1–2 Minuten erwärmt, im Backofen bei 50 °C etwa 10–15 Minuten.

Samen

Lein- und Rapssamen gehören zu den Ölsaaten. Sie speichern aufgrund ihres hohen Ölanteils Wärme besonders lang und geben sie gleichmäßig wieder ab. Erwärmt geben die Samen einen angenehmen Duft ab und wirken somit auch beruhigend. Das Aufwärmen in der Mikrowelle sollte bei max. 500 Watt und höchstens 3 Minuten lang erfolgen.

Salz

Kissen mit Salzfüllung können erwärmt oder im Gefrierfach gekühlt werden. Hierfür wird Himalaya-Salz oder grobes Meersalz verwendet. Diese Füllung eignet sich auch zur Aufnahme von Feuchtigkeit, um z. B. im Auto ein Beschlagen der Scheiben zu reduzieren. Das Salzkissen zwischendurch alle paar Tage zum Trocknen auf die Heizung legen.

Blüten

Auch getrocknete Blüten eignen sich gut als Füllung eines Wärmekissens. Lavendelblüten beispielsweise sind besonders gut für Kleinkinder geeignet, denn die austretenden Öle wirken beruhigend. Kamillenblüten lassen sich ebenso als Füllung verwenden. Mit Blüten gefüllte Kissen sollten allenfalls bei niedrigen Temperaturen erwärmt werden. Zum Kühlen eignen sich die mit Blüten gefüllten Kissen nicht, weil beim Antauen Verfärbungen auf dem Stoff entstehen können.

Kräuter

Für die Verwendung als Kräuterkissen eignen sich viele getrocknete Kräuter, je nach Vorliebe und gewünschter Wirkung. Besonders beliebt sind z. B. Pfefferminze, Rosmarin, Thymian, Anis, Melisse oder auch Salbei. Die Kissen können vollständig mit den getrockneten Kräutern gefüllt oder teilweise mit Füllwatte gestopft und mit einer kleinen Menge Kräutern ergänzt werden. Praktisch sind Duftkissen mit Klettverschluss, hier kann man die Füllung jederzeit durch neue oder andere Kräuter ersetzen. Auf die Füllwatte können auch wenige Tropfen ätherischer Öle gegeben werden. Diese sollten jedoch sparsam verwendet werden und nicht synthetisch hergestellt sein, vor allem wenn sie für Kleinkinder oder Allergiker verwendet werden.

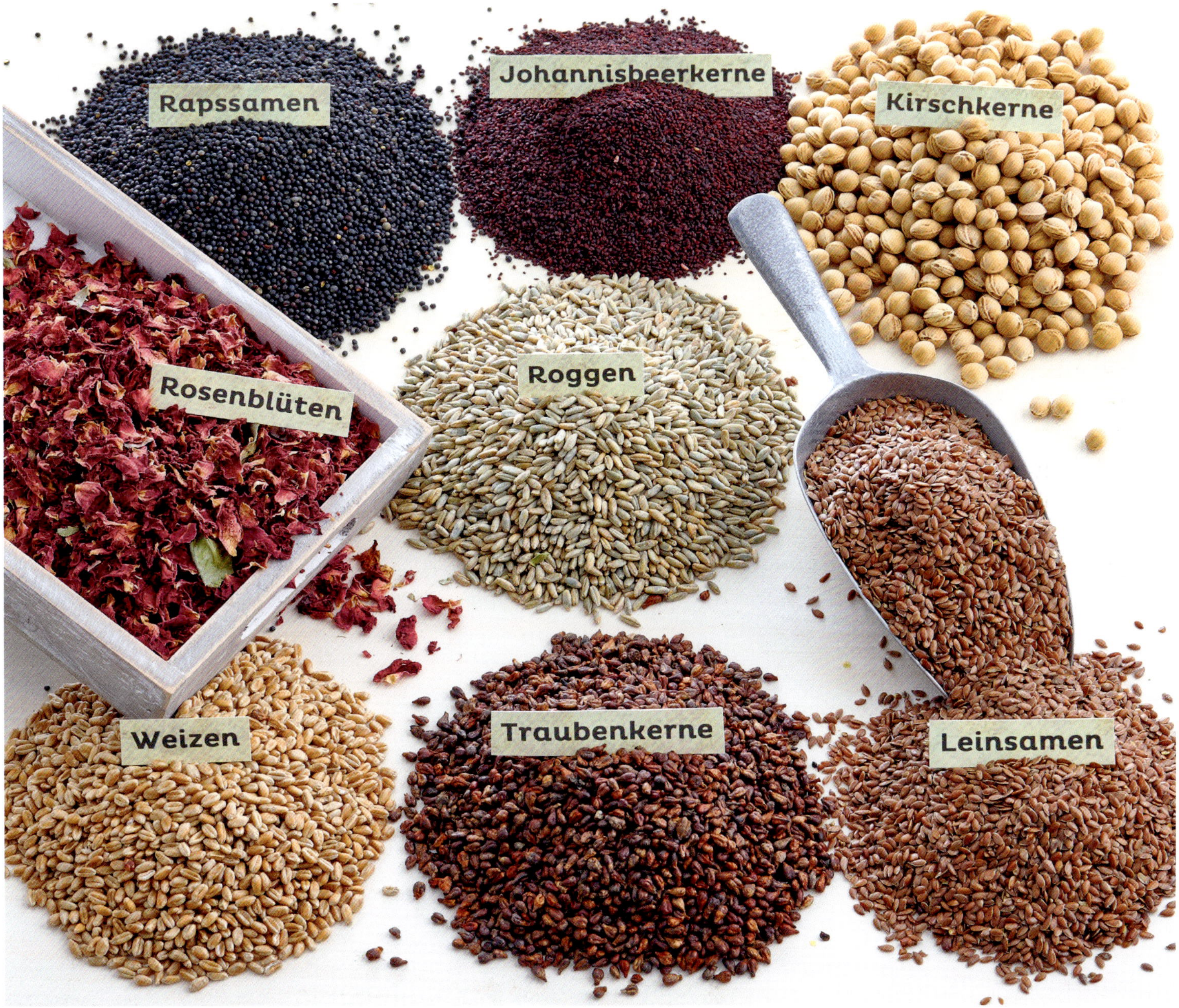

ACHTUNG:

Die gefüllten Kissen sind nicht waschbar! Wenn man sie doch von Zeit zu Zeit waschen möchte, gibt man die Füllung am besten in ein Inlett und versieht die äußere Hülle mit einer Öffnung (Knöpfe, Klettverschluss). So kann man das Inlett mit der Füllung herausnehmen und die Hülle separat waschen.

KUSCHELIGES SCHÄFCHEN

Größe: 36 x 31 cm · Vorlagen 1a–1d auf Bogen A

Material

- Baumwollplüsch in Weiß, 35 cm
- Baumwollstoff in Leinenoptik in Hellbraun
- Baumwollstoff mit Sternchen, 15 cm
- Vliesofix, 15 cm
- Stoffmalfarbe schwarz
- Nähgarn in Weiß und Hellbraun
- Füllmaterial nach Wahl

So wird's gemacht

1. Vorder- und Rückseite (Vorlage 1a) aus Plüsch zuschneiden.

2. Vliesofix auf ein Stückchen Plüsch und den hellbraunen Stoff bügeln, die Haare aus Plüsch und das Gesicht aus dem braunen Stoff laut Schnittmuster ausschneiden (Vorlage 1b und 1c).

3. Die Ohren (Vorlage 1d) 4x zuzüglich 0,75 cm Nahtzugabe aus dem Sternchenstoff zuschneiden und jeweils zwei rechts auf rechts legen und bis auf die waagerechte Kante aufeinandernähen. Die Nahtzugabe zurückschneiden, die Ohren wenden und bügeln.

4. Die Ohren laut Vorlage auf die Vorderseite legen, Kopf und Haare darüberlegen und festbügeln.

5. Erst den Kopf mit hellbraunem Garn und Zickzackstich applizieren, dann mit hellem Garn die Haare ebenfalls applizieren. Die Ohren werden dabei festgenäht.

6. Die Rückseite rechts auf rechts auf die Vorderseite legen, feststecken und dann bis auf eine Wendeöffnung nähen.

7. Die Nahtzugabe zurückschneiden, das Kissen wenden und befüllen. Die Öffnung mit Handstichen schließen.

8. Augen und Mund mit der Stoffmalfarbe aufmalen.

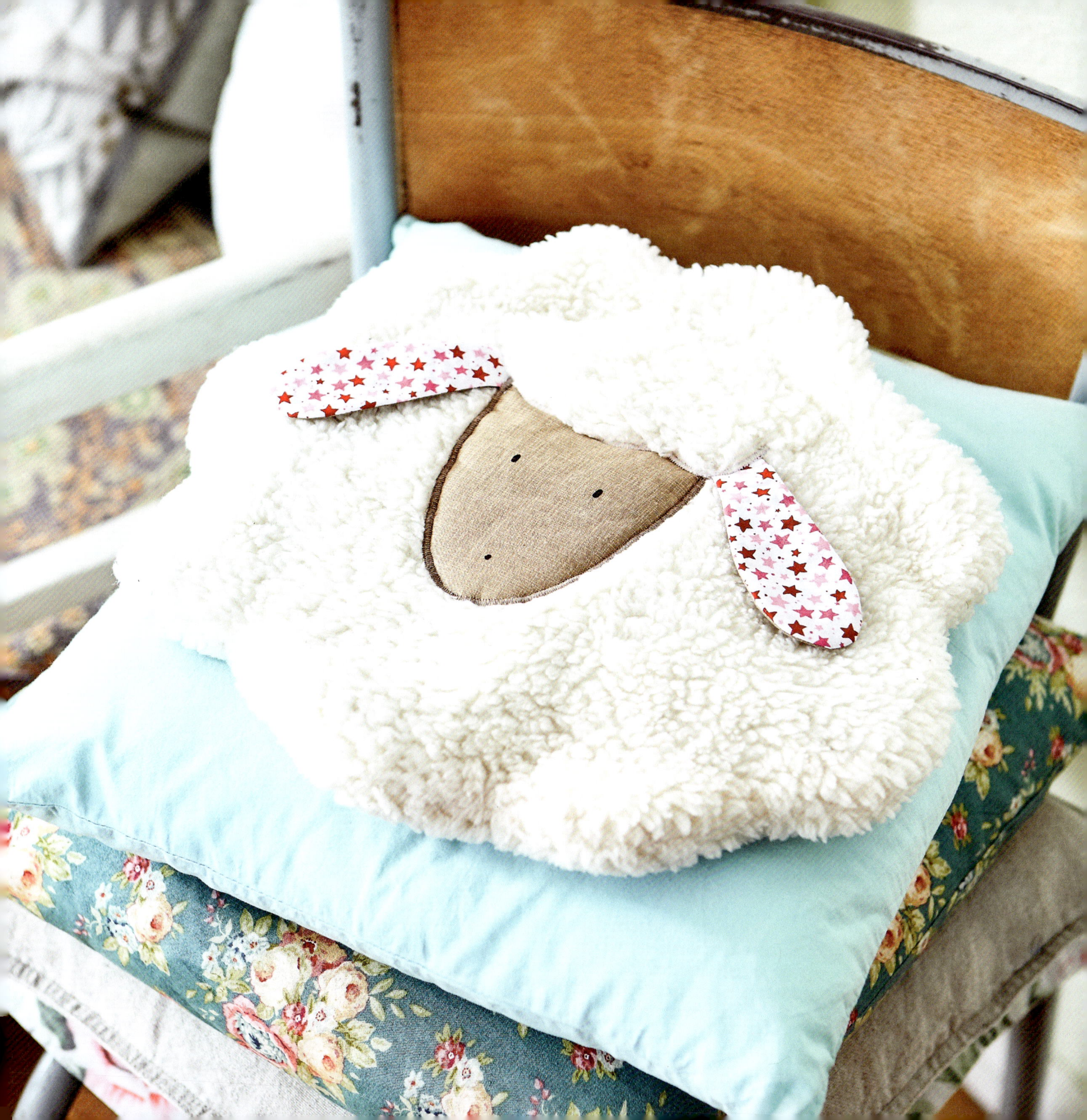

EDLE HÜLLE MIT INLETT

Größe: 25 x 18,5 cm

Material

- Stoff in Silbergrau mit Tupfen, 42 x 21 cm (inkl. 0,7 cm Nahtzugabe)
- Stoff in Grau mit Waldmotiven, 17 x 21 cm (inkl. 0,7 cm Nahtzugabe)
- heller Stoff, 38 x 27 cm (für das Inlett)
- Spitze in Taupe, 12 cm breit, 25 cm
- Samtband in Hellgrau, ca. 1 cm breit, 1 m
- farblich passendes Nähgarn
- Füllmaterial nach Wunsch

So wird's gemacht

1. Den grauen Stoff mit der kürzeren Seite rechts auf rechts auf die schmale Seite des Tupfenstoffes legen und an der Kante mit 0,7 cm Nahtzugabe zusammennähen, dann die Naht versäubern.

2. Die Spitze auf der rechten Stoffseite über die Naht legen, feststecken und annähen.

3. Den entstandenen Stoffstreifen mit den kurzen Seiten rechts auf rechts aufeinanderlegen und an den nun entstandenen Längsseiten aufeinandernähen und versäubern.

4. Die offene Kante 1 cm nach innen falten, bügeln und nochmals 2 cm einschlagen, wiederum bügeln.

5. Das Samtband in 4 Streifen à 25 cm schneiden und jeden Streifen jeweils 5 cm von den Seitennähten entfernt an der Vorder- und Rückseite in den Saum stecken.

6. Dann den Saum festnähen.

7. Den Stoff für das Inlett rechts auf rechts legen, feststecken und mit einer Nahtzugabe von 1 cm bis auf eine Wendeöffnung zunähen.

8. Die Ecken zurückschneiden, das Inlett wenden, füllen und die Öffnung mit Handstichen schließen.

9. Das Inlett in die Hülle schieben, die Bänder zu Schleifen binden.

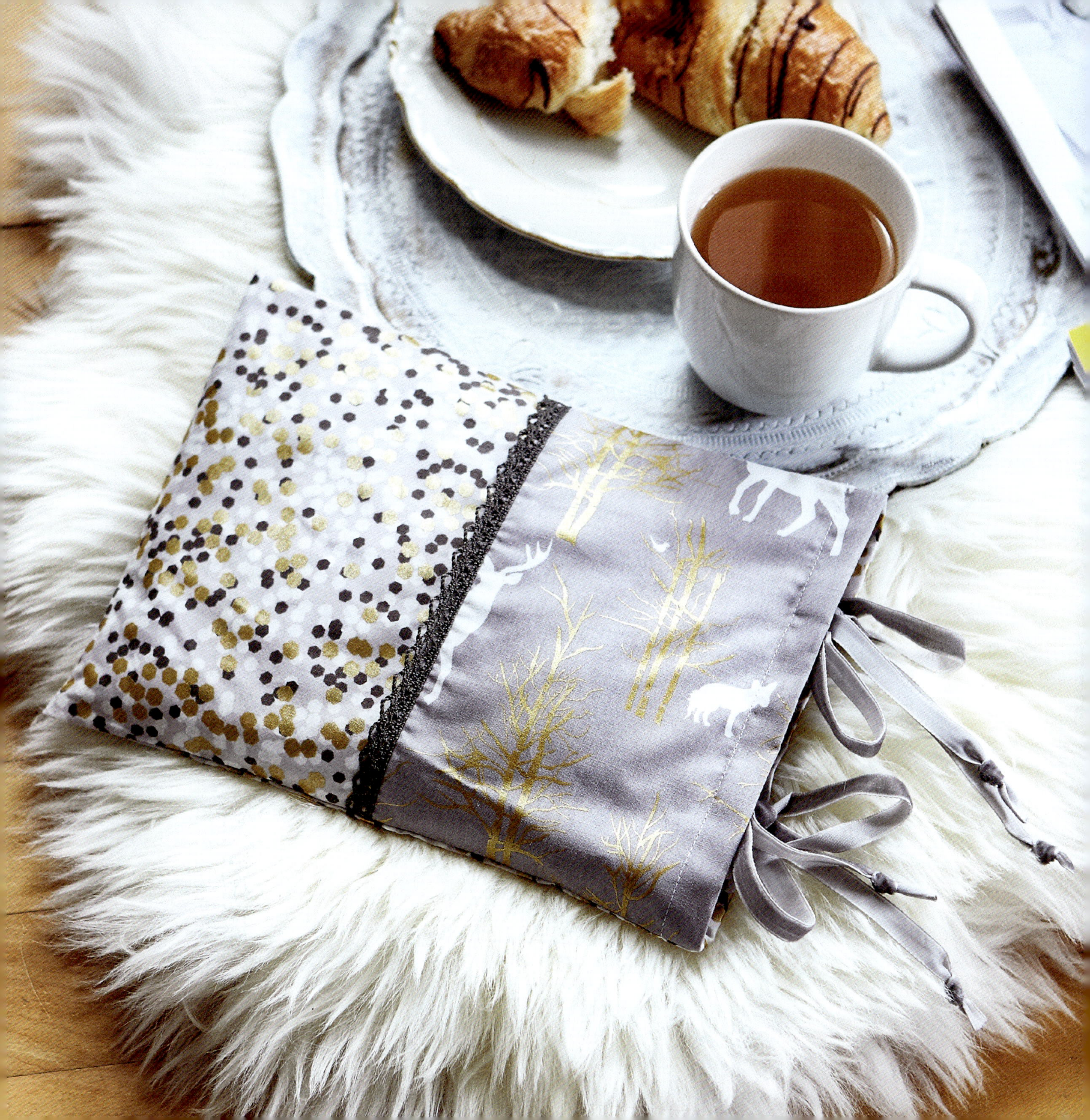

SCHLAFBRILLE CAT

Größe: 21 x 13 cm • Vorlage 2 auf Bogen A

Material

- Romanit in Schwarz, 15 cm
- schwarzes Gummiband, 1,5 cm breit, ca. 40 cm
- Nähgarn in Kupfer und Schwarz
- schwarzes Samtband 1 cm breit, 10 cm
- Traubenkerne
- helle Schneiderkreide
- Feuerzeug

So wird's gemacht

1. Die Schlafbrille laut Vorlage zuzüglich Nahtzugabe 2x zuschneiden.

2. Die Augenlider laut Vorlage mit Schneiderkreide auf einem Teil vorzeichnen und dann mit dem kupferfarbenen Garn und Geradstichen mehrmals nachnähen.

3. Das Gummiband laut Markierung links und rechts auf der linken Stoffseite feststecken, Sitz überprüfen und evtl. korrigieren, dann auf der Nahtzugabe fixieren.

4. Die Rückseite rechts auf rechts auf die Vorderseite legen, das Gummiband hierfür etwas zusammenfalten, feststecken und bis auf die Wendeöffnung mit dem schwarzen Garn nähen.

5. Die Nahtzugabe zurückschneiden, Ecken kürzen und einschneiden, das Kissen wenden und leicht in Form dämpfen.

6. Die Enden des Samtbandes mit einem Feuerzeug vorsichtig abflammen, damit sie nicht ausfransen. Dann das Samtband zur Schleife legen, ans rechte Ohr stecken und mit dem kupferfarbenen Garn feststeppen.

7. Die Maske mit Traubenkernen füllen und die Öffnung mit Handstichen schließen.

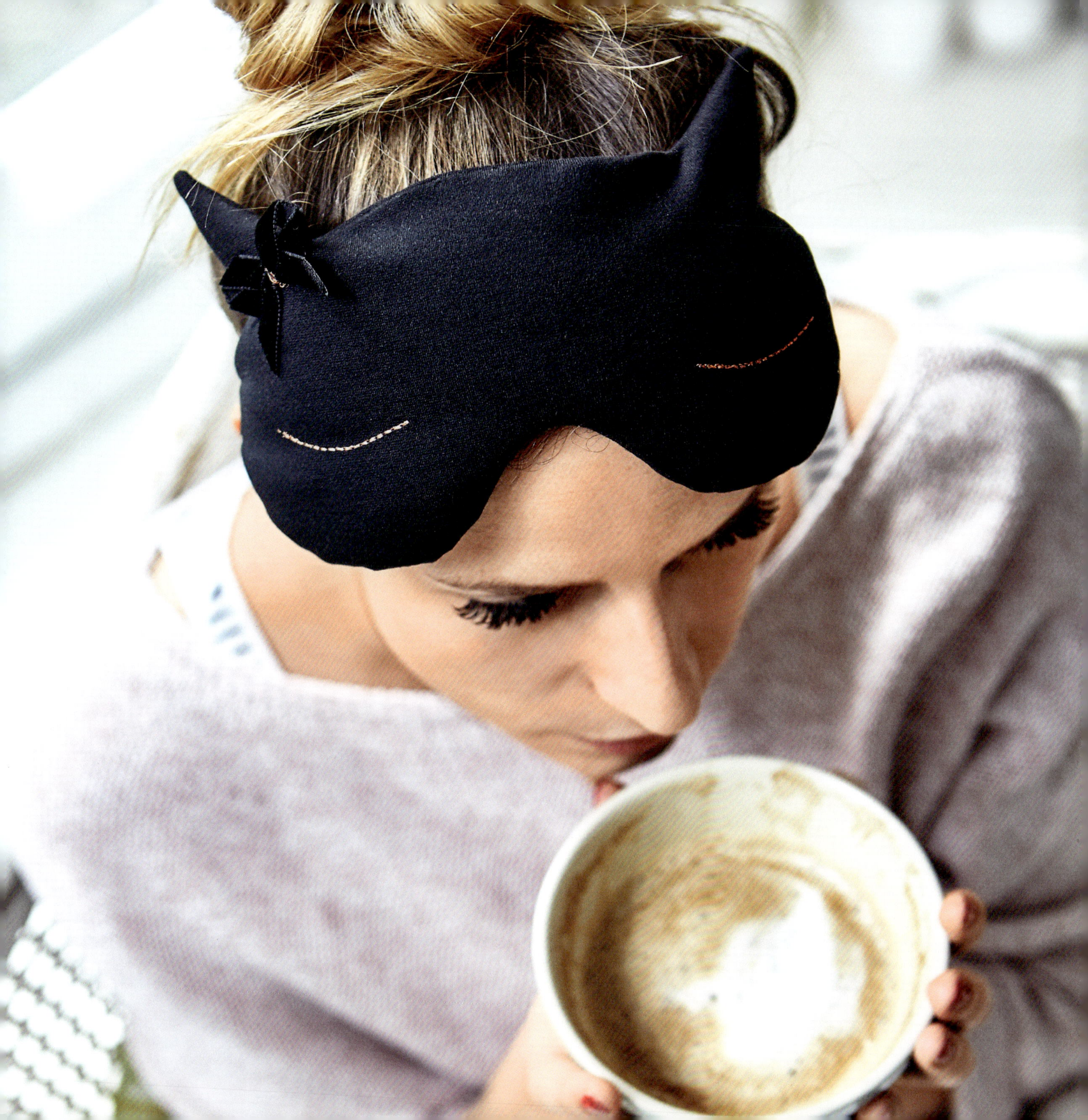

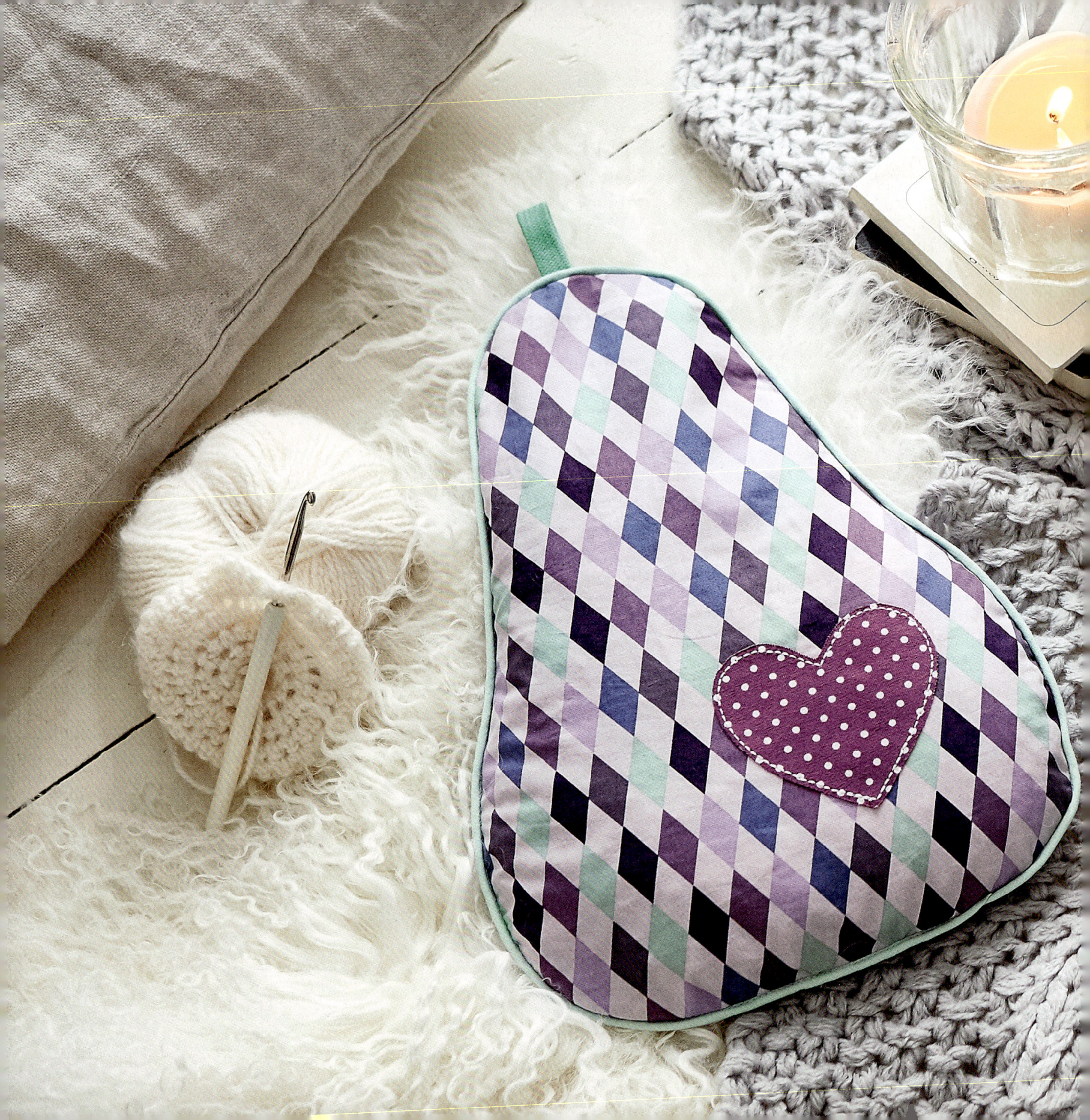

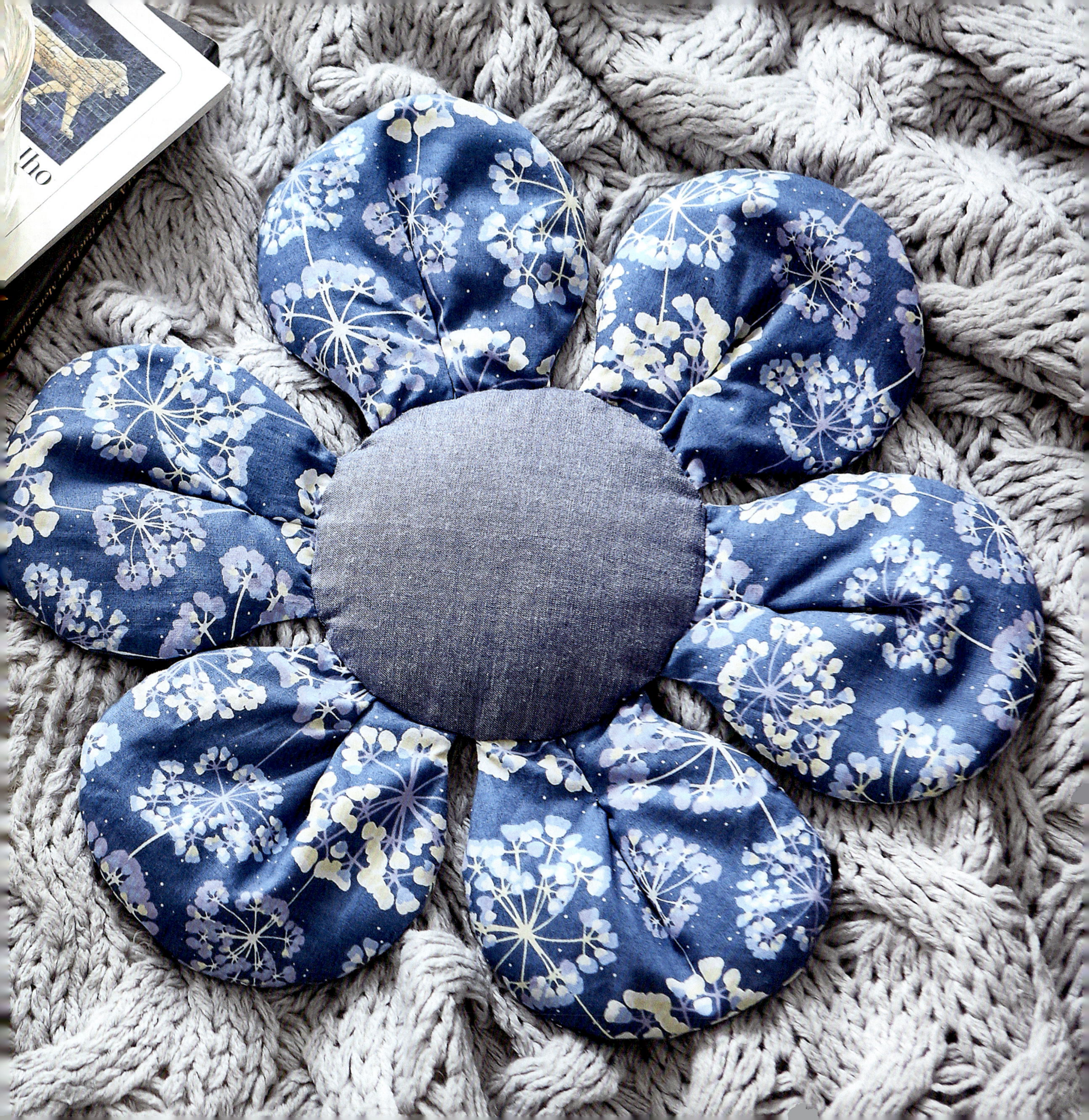

FÜR WOHLIGE WÄRME

Birne • Größe: 22 x 30 cm • Vorlagen 3a und 3b auf Bogen A

Material

- Stoff mit Rauten, 30 cm
- Jersey mit Pünktchen, Rest
- Vliesofix
- Paspelband in Mint, 80 cm
- Schlauchband in Mint, 10 cm
- farblich passendes Nähgarn
- Füllung nach Wahl

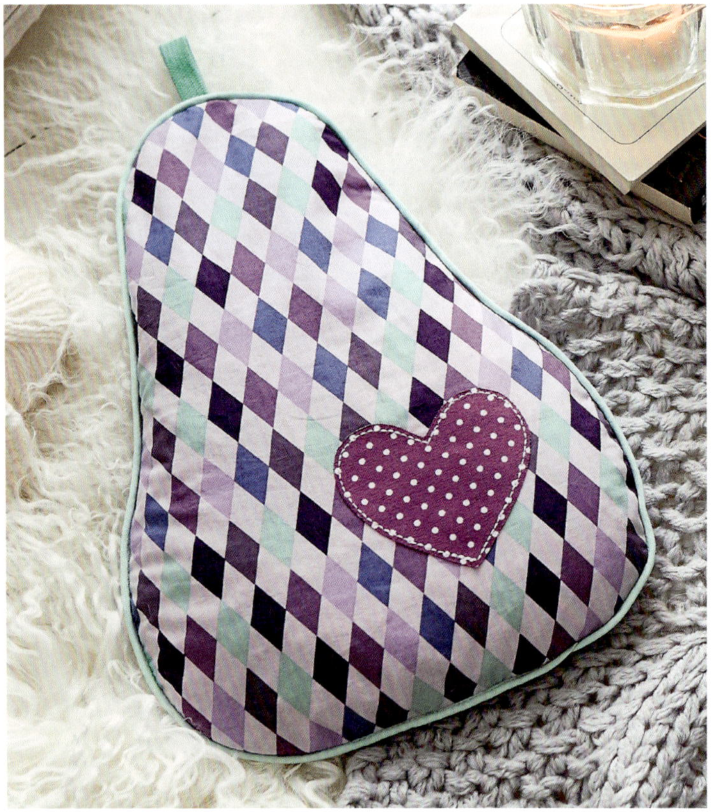

So wird's gemacht

1. Aus dem Rautenstoff die Birne laut Vorlage 3a 2x im Stoffbruch zuzüglich Nahtzugabe zuschneiden.

2. Das Herz (Vorlage 3b) aus Jersey zuschneiden und die Rückseite auf Vliesofix bügeln. Dann auf der Birnen-Vorderseite aufbügeln und mit einem dreifachen Geradstich applizieren.

3. Das Paspelband mithilfe des Reißverschlussfußes auf die Ränder der Birne nähen.

4. Das Schlauchband in der Hälfte falten und oben mittig an die Vorderseite der Birne legen, dabei zeigen die offenen Bandseiten nach außen.

5. Den Rückseitenstoff rechts auf rechts auf die Vorderseite legen und mit dem Reißverschlussfuß direkt an der Paspel entlang nähen, dabei eine Wendeöffnung lassen.

6. Die Nahtzugabe zurückschneiden, das Teil wenden, bügeln und füllen. Die Wendeöffnung mit Handstichen schließen.

Blume • Größe: 40 cm ø • Vorlagen 4a–4c auf Bogen A

Material

- Stoff, 30 cm (für die Blütenmitte)
- Stoff, 30 cm (für die Blütenblätter)
- 2 unterschiedliche Füllungen, z. B. Rapssamen und Johannisbeerkerne

So wird's gemacht

1. Die Blütenmitte laut Vorlagen zuschneiden, 1x die Vorderseite (Vorlage 4a) und 2x die Rückseite (Vorlage 4b). Die Blütenblätter (Vorlage 4c) 12x zuschneiden. Die Rückseitenstoffe für die Blütenmitte rechts auf rechts legen und die Mittelnaht bis auf die Wendeöffnung nähen.

2. Die 12 Blütenblätter jeweils rechts auf rechts falten und 2 cm parallel zum Stoffbruch ca. 4 cm abnähen, sodass eine Falte entsteht (siehe Markierung). Dann jeweils 2 Blütenblätter rechts auf rechts legen und bis auf die Wendeöffnung zusammennähen.

3. Die Nahtzugaben zurückschneiden, die Blütenblätter wenden und mit Johannisbeerkernen füllen, die Öffnung auf der Nahtzugabe zunähen.

4. Die Blütenblätter am Rand der Kreis-Vorderseite gleichmäßig verteilen, feststecken und annähen.

5. Die Rückseite rechts auf rechts auf die Vorderseite legen – die Blütenblätter werden zwischengefasst – feststecken und annähen. Am besten zuerst eine Hälfte nähen, dann die andere. Eventuell auch die Blütenblätter durch die hintere Wendeöffnung ziehen, das vereinfacht die Arbeit.

6. Alle Blütenblätter durch die Wendeöffnung ziehen, in Form bügeln, die Blütenmitte mit dem zweiten Füllmaterial befüllen und die Öffnung mit Handstichen schließen.

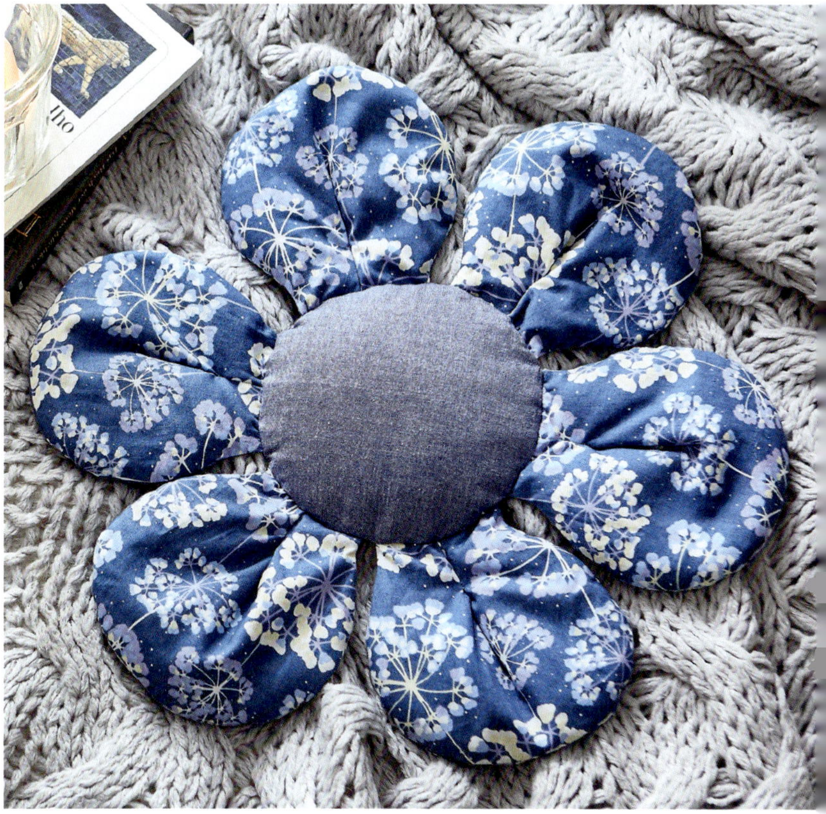

TROPISCHER GEFÄHRTE

Größe: 23 x 50 cm • Vorlagen 5a–5c auf Bogen A

Material

- Baumwollstoff in Rosa, 30 cm
- Klettband in Rosa, 8 cm
- Stylefix, 16 cm
- Stoffmalfarbe schwarz
- Füllwatte
- 1 Schnürsenkel in Schwarz, 8 mm breit, ca. 40 cm
- 2 Holzperlen mit Loch, ca. 1,5 cm
- Tüll in Rosa, 30 cm
- farblich passendes Nähgarn
- Füllmaterial

So wird's gemacht

1. Alle Teile laut Vorlagen aus dem rosa Stoff zuzüglich Nahtzugabe zuschneiden.

2. An der Rückseite des Körpers die geraden Kanten versäubern und an einer Seite den Umbruch umbügeln.

3. Das Klettband mit Stylefix laut Vorlage auf die Markierung kleben und festnähen (den Flauschstreifen auf das obere Teil und die Häkchen auf die Unterseite). Die Teile durch den Klett verbinden.

4. Die Zuschnitte von Kopf und Hals (Vorlage 5a) rechts auf rechts legen, feststecken und bis auf die gerade Kante nähen. Die Nahtzugaben zurückschneiden, das Teil wenden und mit der Füllwatte ausstopfen.

5. An die Enden des Schnürsenkels je eine Perle knoten, den Schnürsenkel zur Hälfte umlegen und an die Makierung des Vorderteils stecken. Ebenso den Hals festecken und beides auf der Nahtzugabe festnähen.

6. Die Rückseite mit dem Klettverschluss rechts auf rechts auf die Vorderseite legen, der Kopf wird oben noch rausschauen. Zuerst den unteren Teil festnähen, dann den Kopf etwas durch die Öffnung (Klettverschluß) schieben und die Naht fertig nähen. Nahtzugabe versäubern und wenden.

7. Mit der schwarzen Stoffmalfarbe den Schnabel und das Auge aufmalen. Gut trocknen lassen!

8. Für das Inlett die 2 Teile rechts auf rechts legen und bis auf die Wendeöffnung zusammennähen. Die Nahtzugaben zurückschneiden, das Inlett wenden und mit Füllmaterial füllen. Die Wendeöffnung mit Handstichen schließen.

9. Den Tüll in 5 cm breite Streifen schneiden und über die Mitte der Streifen mit einer großen Stichlänge (5) nähen. Den Unterfaden ziehen und so die Streifen kräuseln.

10. Die gekräuselten Streifen von innen nach außen in einer Spirale von Hand auf die Vorderseite nähen.

11. Das Inlett in den Bauch des Flamingos stecken.

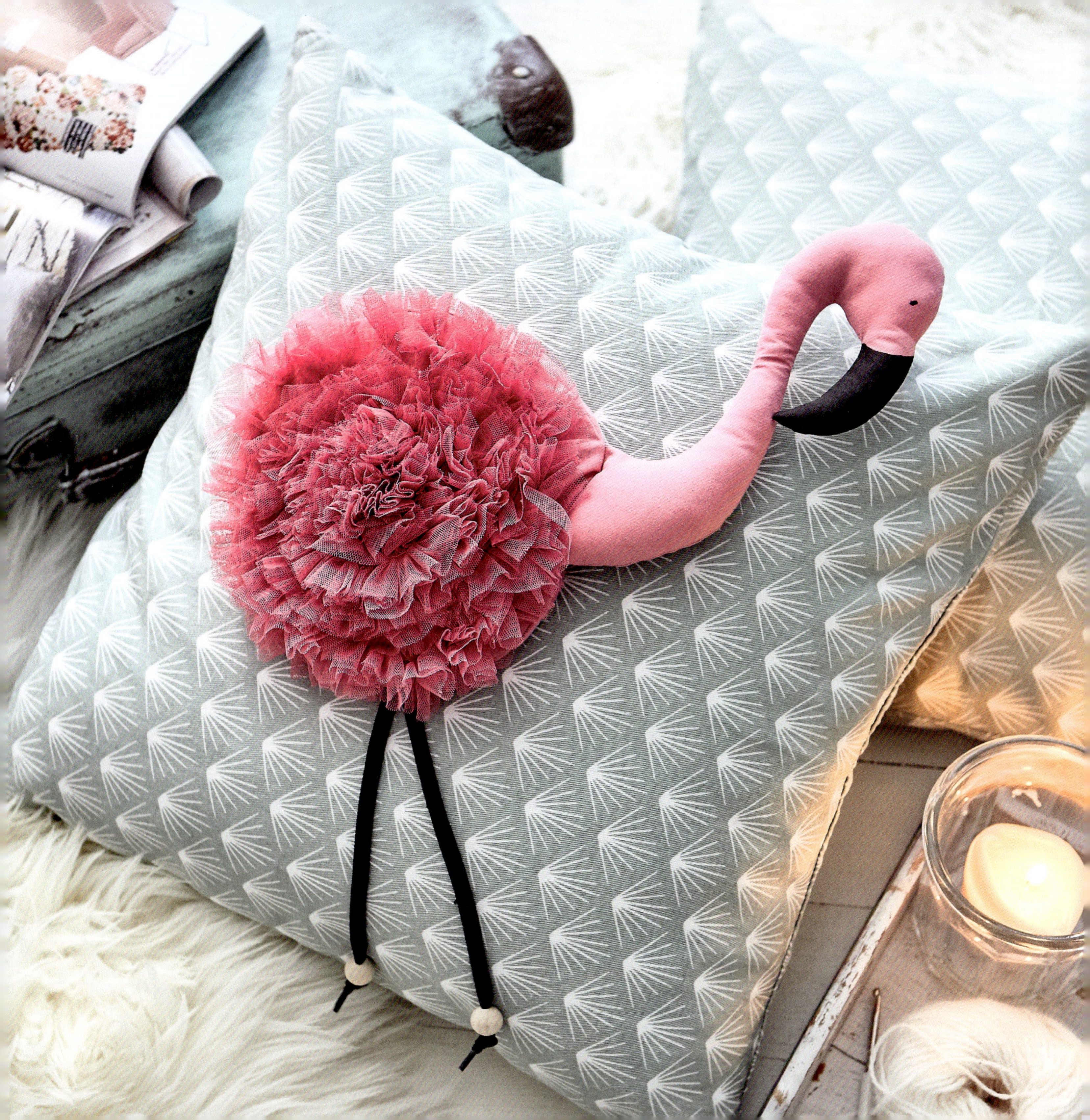

FEDERKISSEN

Größe: 23 x 18 cm • Vorlagen 6a und 6b auf Bogen A

Material

- Leinenstoff in Grau, 2 Stücke à 20 x 25 cm (inkl. 1 cm Nahtzugabe)
- 3 Platten Wollfilz, in Mint, Hellblau und Mittelblau
- helles Maschinenstickgarn
- Webband, 10 cm
- farblich passendes Nähgarn
- Füllmaterial, z. B. Kirschkerne

So wird's gemacht

1. Aus Filz 2 Federn aus Vorlage 6a und 1 Feder aus Vorlage 6b zuschneiden, auf der Kissen-Vorderseite platzieren, eine der gebogenen Federn 1x spiegelverkehrt, und feststecken.

2. Die Linien laut Vorlage mit Geradstichen nachnähen.

3. Das Webband zur Hälfte falten und über die linke obere Ecke der Kissen-Vorderseite legen, die offenen Kanten zeigen dabei nach außen.

4. Vorder- und Rückseite des Kissens rechts auf rechts feststecken und bis auf eine Wendeöffnung zusammennähen. Das Band wird hierbei zwischengefasst.

5. Die Nahtzugabe zurückschneiden, die Ecken kürzen und das Kissen wenden.

6. Die Kanten bügeln, das Kissen füllen und die Wendeöffnung mit Handstichen schließen.

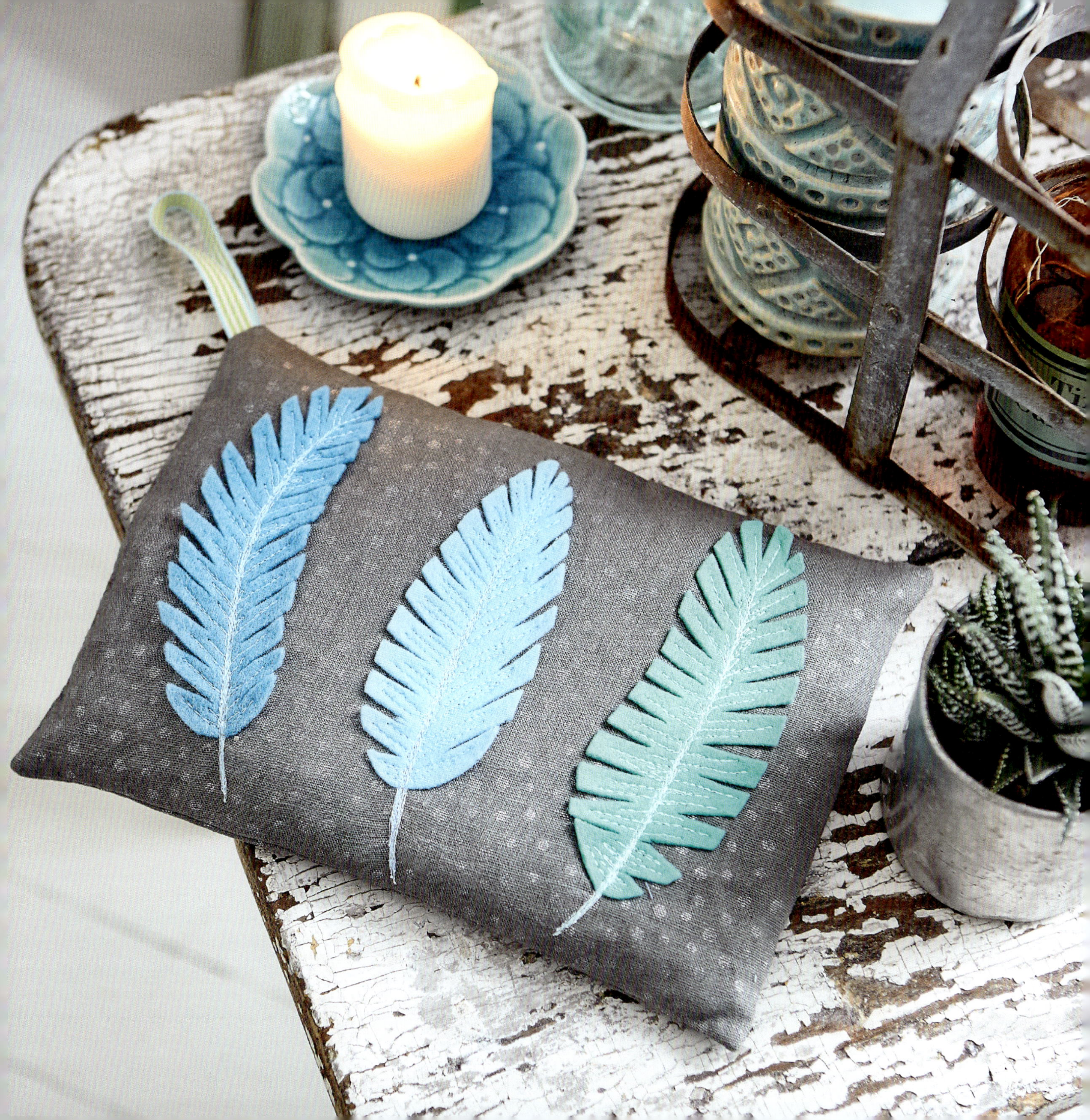

AN APPLE A DAY ...

Größe: 32 x 30 cm • Vorlagen 7a–7e auf Bogen B

Material

- Baumwollstoff in Leinenoptik in Rot, 30 x 20 cm und 30 x 45 cm
- Stoff, rot-weiß kariert, 30 x 20 cm
- Frottee oder Plüsch, Reste in Creme und Grün
- Vliesofix
- Jersey in Braun, Rest (für Stiel und Kerne)
- Nähgarn in Rot, Braun, Weiß und Grün
- braunes Stickgarn
- Füllung nach Wahl
- Füllwatte, Rest

So wird's gemacht

1. Vorlage 7a für die Rückseite im Stoffbruch zuzüglich Nahtzugabe aus dem roten Stoff zuschneiden.

2. Vorlage 7a für die Vorderseite zuzüglich Nahtzugabe je 1x aus dem roten und dem karierten Stoff zuschneiden, 1x davon gegengleich. Diese Stoffteile rechts auf rechts aufeinanderlegen und die geraden Kanten zusammennähen, anschließend die Naht auseinanderbügeln.

3. Den Plüsch in Creme für das Fruchtfleisch sowie den braunen Jersey für die Kerne auf Vliesofix aufbügeln. Die Schnittteile laut Vorlage 7b und 7c zuschneiden, auf dem Vorderteil platzieren und aufbügeln.

4. Die Kanten applizieren, z. B. beim Plüsch mit passendem Nähgarn und Zickzackstich, bei den Kernen mit passendem Nähgarn und dreifachem Geradstich.

5. Den Stiel (Vorlage 7d) 2x aus braunem Jersey zuschneiden, rechts auf rechts aufeinanderlegen und bis auf die untere Wendeöffnung zusammennähen, wenden und mit etwas Füllwatte füllen. Den Stiel laut Schnittmuster rechts auf rechts an die Markierung legen (die offene Kante zeigt nach außen) und auf der Nahtzugabe fixieren.

6. Die Oberseite rechts auf rechts auf den Rückseitenstoff legen und bis auf eine Wendeöffnung zusammennähen.

7. Die Nahtzugabe zurückschneiden und an den Rundungen und Ecken einschneiden. Den Apfel wenden und prall füllen, z. B. mit Dinkelkörnern. Die Öffnung mit Handstichen schließen.

8. Das Blatt 2x aus Frottee zuschneiden (Vorlage 7e) und die Teile rechts auf rechts bis auf eine Wendeöffnung zusammennähen. Die Nahtzugabe zurückschneiden und wenden. Die Kanten und mittleren Blattlinien laut Vorlage mit grünem Nähgarn aufsteppen. Das Blatt auf den Apfelstiel nähen.

9. Vom Stickgarn 10 Fäden à 10 cm abschneiden und für den Fruchtansatz unten in der Mitte durchziehen. Die Fäden zusammen verknoten und zurückschneiden.

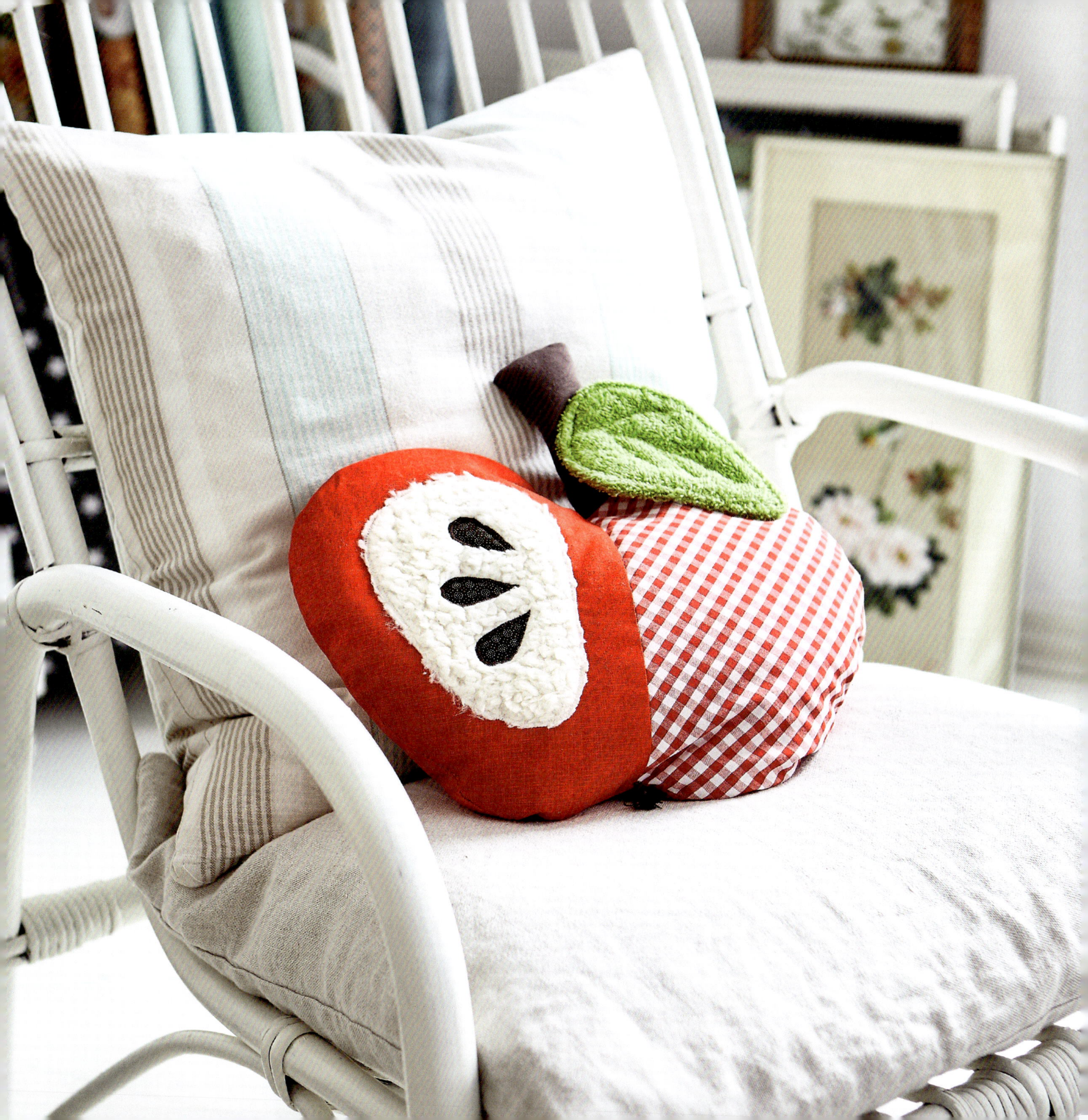

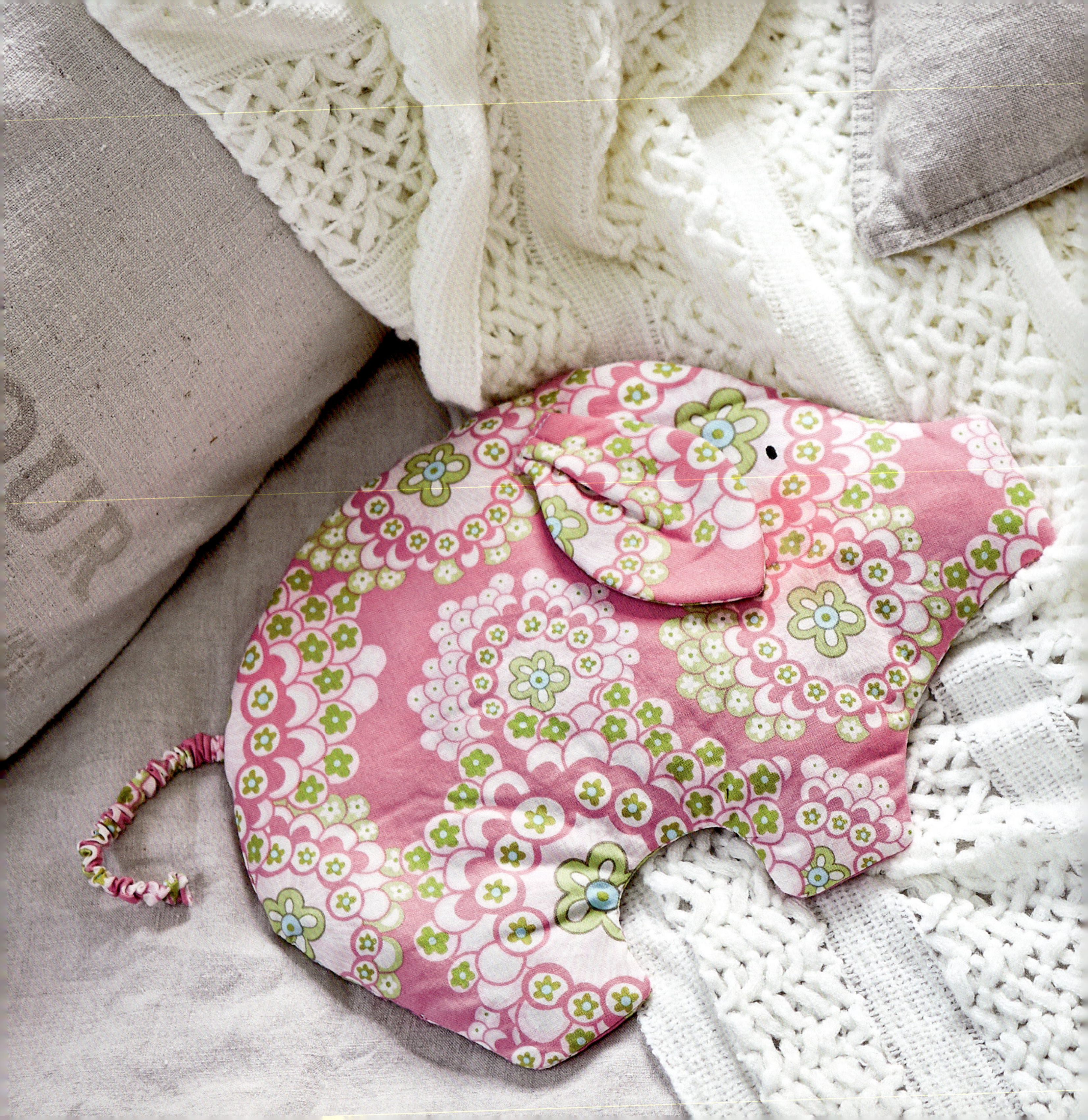

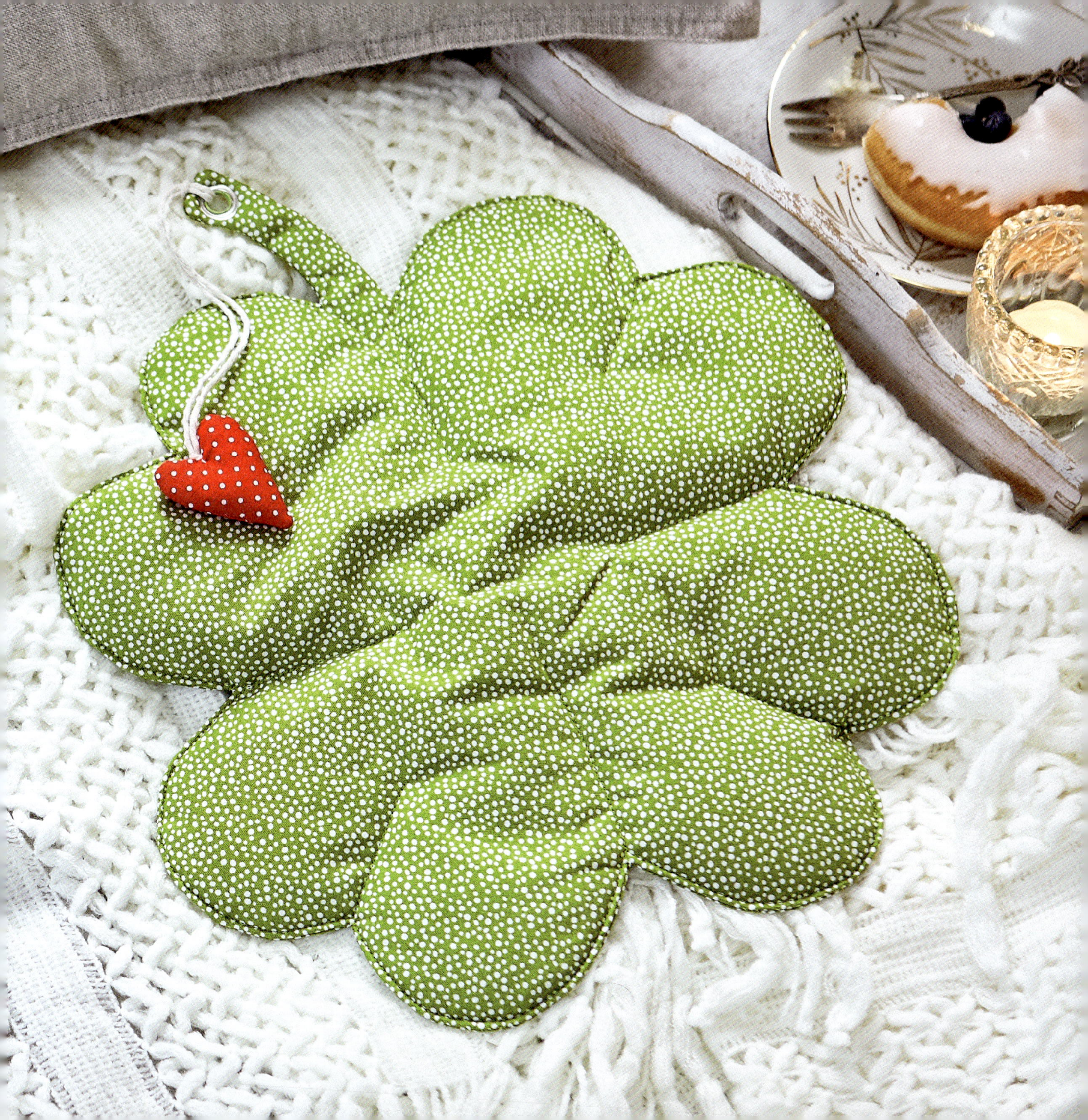

GLÜCKSBRINGER

Schweinchen • Größe: 32 x 25 cm • Vorlagen 8a und 8b auf Bogen B

Material

- Baumwollstoff in Rosa mit Blumenmuster, 30 cm
- Gummiband in Weiß, 1 cm breit, 20 cm
- farblich passendes Nähgarn
- Stoffmalfarbe schwarz
- Vlies H630, Rest (für das Ohr)
- Füllmaterial nach Wahl

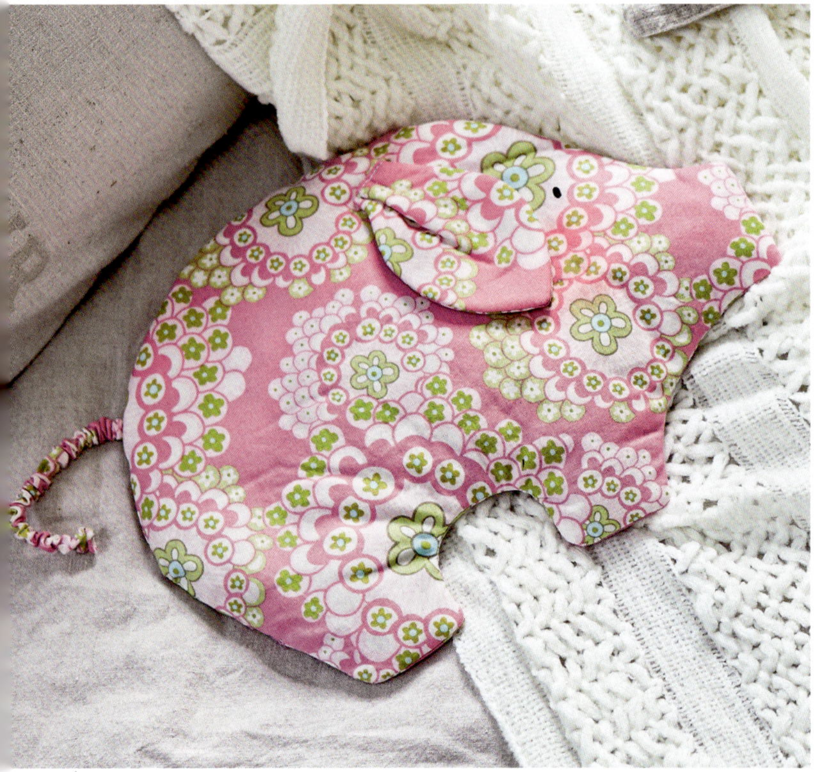

So wird's gemacht

1. Den Schweinekörper (Vorlage 8a) und das Ohr (Vorlage 8b) je 2x zuzüglich Nahtzugabe zuschneiden. Einen Ohrenzuschnitt mit Vlies verstärken.

2. Für das Ringelschwänzchen einen Stoffstreifen von 30 x 4 cm zuschneiden und rechts auf rechts längs zur Hälfte falten. Die Längskante und eine schmale Seite feststecken und mit einer Nahtzugabe von 1 cm nähen. Dabei an die schmale Seite das Gummiband festnähen. Die Ecken zurückschneiden, den Streifen wenden und dabei den Stoff über das Gummiband raffen. Das Ringelschwänzchen an die Markierung der Vorderseite legen und auf der Nahtzugabe festnähen.

3. Die Ohren rechts auf rechts legen, feststecken und bis auf die untere gerade Kante zusammennähen. Die Nahtzugabe zurückschneiden, die Ecke kürzen und die Ohren wenden. Die Nahtzugabe an der offenen Kante nach innen legen, die Ohren bügeln und dabei die kleine Falte einbügeln und feststecken. Das Ohr an die Markierung legen und knappkantig feststeppen.

4. Die Rückseite rechts auf rechts auf die Vorderseite legen, feststecken und bis auf die Wendeöffnung zusammennähen.

5. Die Nahtzugaben zurückschneiden, die Ecken und Rundungen kürzen bzw. einschneiden. Das Schweinchen wenden, bügeln und füllen. Die Wendeöffnung mit Handstichen schließen.

6. Das Auge mit Stoffmalfarbe aufmalen

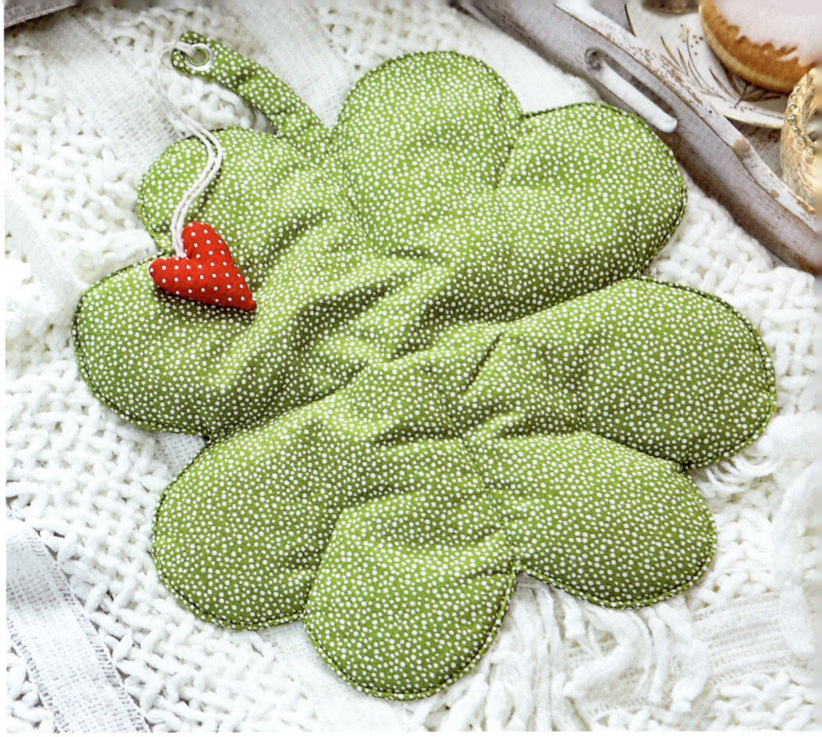

Kleeblatt • Größe: 30 x 35 cm • Vorlagen 9a und 9b auf Bogen B

Material

- Baumwollstoff in Grün mit weißen Tupfen, 40 cm
- Baumwollstoff in Rot mit weißen Pünktchen, Rest
- Vlies H630
- farblich passendes Nähgarn
- Metallöse in Grün
- weiße Kordel, 40 cm
- Füllwatte, Rest
- Füllmaterial, z. B. Traubenkerne

So wird's gemacht

1. Die Vorlage 9a für das Kleeblatt 2x zuzüglich Nahtzugabe aus dem grünen Stoff und 1x ohne Nahtzugabe aus Vlies zuschneiden. Den Vlieszuschnitt auf die Rückseite der Vorderseite bügeln.

2. Vorder- und Rückseite rechts auf rechts legen, feststecken und bis auf eine Wendeöffnung schließen.

3. Die Nahtzugabe zurückschneiden, die Ecken kürzen und einschneiden. Das Kissen wenden und in Form bügeln.

4. Die äußeren Kanten schmalkantig und die inneren Linien absteppen. **ACHTUNG**, die Wendeöffnung bleibt noch offen!

5. Die Öse laut Herstellerangabe in den Stiel einschlagen.

6. Das Kleeblatt füllen, die Nahtzugabe an der Wendeöffnung nach innen legen und mit der Maschine absteppen.

7. Das Herz 2x (Vorlage 9b) aus rotem Stoff zuschneiden, die Teile rechts auf rechts legen und bis auf eine kleine Wendeöffnung mit Nahtzugabe nähen. Die Nahtzugabe zurückschneiden, das Herz wenden und mit Füllwatte ausstopfen. Die Öffnung mit Handstichen schließen.

8. Die Kordelenden zusammen verknoten und an das Herzchen nähen. Die Kordel an der Öse befestigen.

ACHTUNG: Wegen der Metallöse darf dieses Kissen auf keinen Fall in der Mikrowelle erwärmt werden!

DUFTMOBILE

Größe: Tannenbaum 8,5 x 12 cm, Mond 5 x 6 cm • Vorlagen 10a und 10b auf Bogen B

Material

- Wollstoff in Grün, Rest
- Glitzerstrick, Rest
- farblich passendes Nähgarn
- Holzhaus (aus dem Bastelladen)
- weiße Kordel, 1 m
- kleiner Zweig
- Stück Treibholz oder Ast
- 2 Webbänder, Reste
- Bastelkleber
- Füllmaterial: Wintertees, Tannennadeln, Füllwatte, ätherische Öle (z. B. Wintermischungen)

So wird's gemacht

1. Aus dem grünen Wollstoff 4 Baumteile und aus dem Glitzerstrick 2x den Mond zuzüglich Nahtzugabe zuschneiden.

2. Jeweils 2 Teile rechts auf rechts aufeinanderlegen und bis auf die Wendeöffnung nähen.

3. Die Nahtzugaben zurückschneiden, die Teile wenden und mit einer Mischung aus Füllwatte, Nadeln und Teemischung füllen. Die Wendeöffnungen mit Handstichen schließen.

4. Bei den Tannen ein kleines Stückchen Zweig unten in den Stoff stecken und mit Kleber fixieren (eventuell den Zweig vorher anspitzen).

5. An alle 4 Teile etwas Kordel zum Aufhängen verknoten und an den Ast binden, dabei eventuell die optimale Position mit etwas Kleber fixieren. Überschüssige Kordel abschneiden.

6. Ein weiteres Stück Kordel rechts und links an den Stock knoten. 2 Stücke Webband an die linke Seite dieser Kordel knoten. Zum Aufhängen in die Mitte der Kordel eine weitere Kordel knoten.

7. Um den Duft zu intensivieren oder aufzufrischen von Zeit zu Zeit etwas ätherisches Öl auf die Stoffe träufeln.

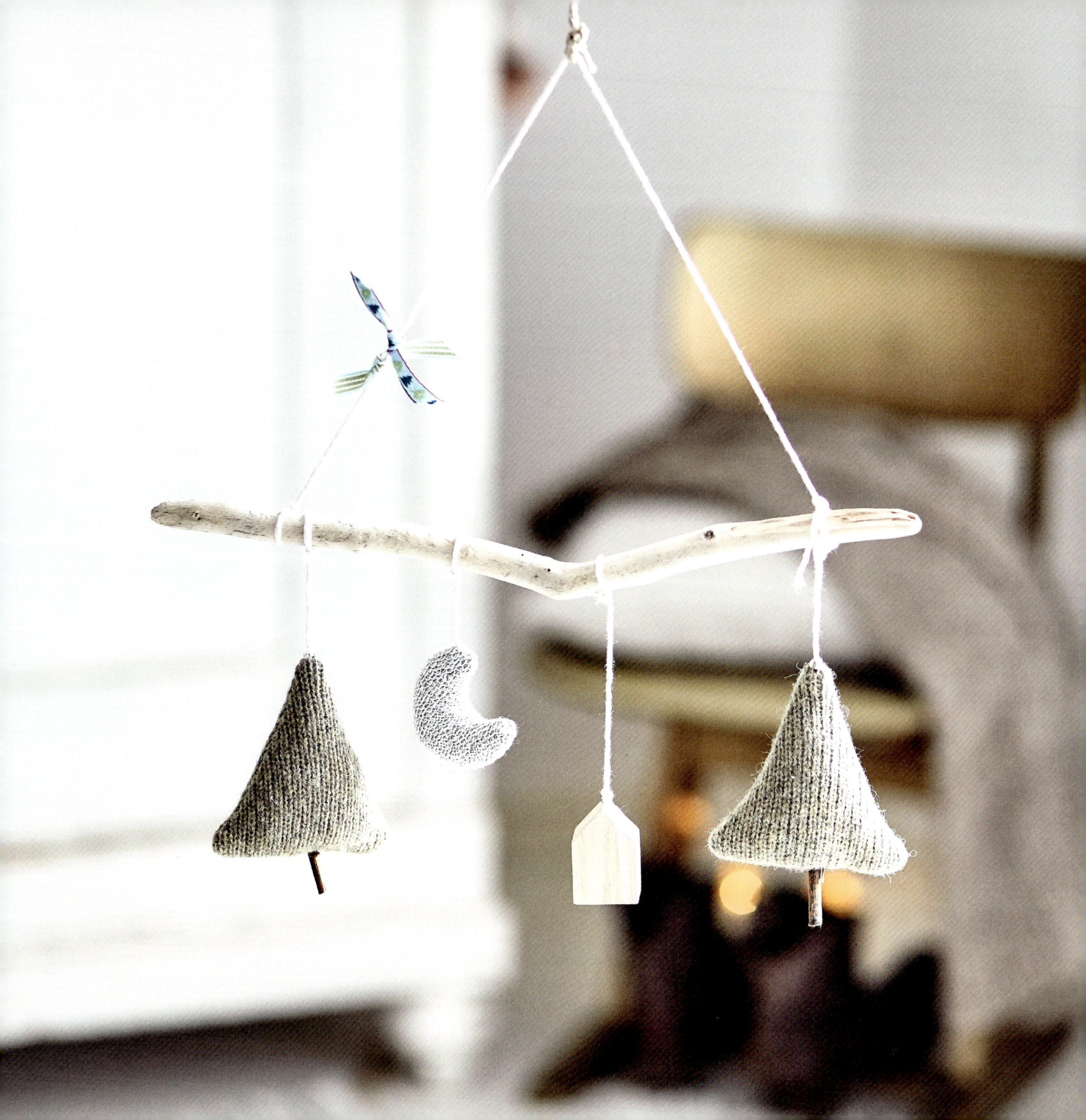

HERZ GEGEN SCHMERZ

Größe: 32 x 35 cm • Vorlagen 11a–11c auf Bogen B

Material

- Baumwollstoff mit Leinenstruktur in Hellblau, 40 cm
- heller Baumwollstoff, 40 cm (für das Inlett)
- Webband, 1 cm breit, ca. 35 cm
- Webband, 5 cm breit, ca. 35 cm
- Spitze, 1,5 cm breit, ca. 35 cm
- 2 farblich passende Knöpfe, 15 mm Ø
- farblich passendes Nähgarn
- Füllmaterial nach Wahl

TIPP: Für einen guten Schlaf sorgt eine Füllung aus Dinkelspelz oder Zirbenholz.

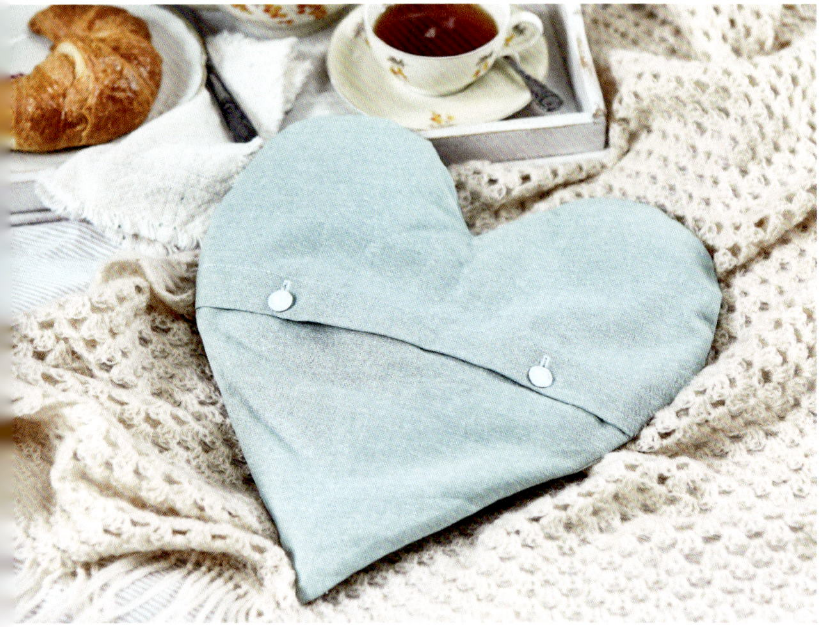

So wird's gemacht

1. Aus dem hellblauen Stoff die 3 Kissenteile laut Schnittmuster zuzüglich Nahtzugabe zuschneiden, außerdem aus dem Stoff für das Inlett 2x die Vorderseite ohne Nahtzugabe (Vorlage 11a).

2. Auf die hellblaue Vorderseite die Webbänder und Spitze aufnähen.

3. An der unteren Rückseite die gerade Kante versäubern, an der oberen Rückseite die gerade Kante 1–1,5 cm nach innen falten, bügeln, dann nochmals einschlagen und knappkantig festnähen.

4. Die Knopflöcher laut Markierung in den soeben genähten Saum nähen. **ACHTUNG:** Die Knopflochgröße muss zu den eigenen Knöpfen passen!

5. Die obere Rückseite links auf rechts auf die untere legen und außen auf der Nahtzugabe annähen. Die Knöpfe an das untere Teil nähen.

6. Vorder- und Rückseite rechts auf rechts legen, feststecken und nähen. Die Nahtzugaben versäubern, die Spitze einschneiden, das Herz wenden und in Form bügeln.

7. Die Zuschnitte für das Inlett rechts auf rechts legen, feststecken und bis auf die Wendeöffnung zusammennähen.

8. Die Nahtzugabe zurückschneiden, Spitze einschneiden, das Inlett wenden und nach Wunsch füllen. Die Wendeöffnung mit Handstichen schließen.

9. Das Inlett in die Hülle stecken.

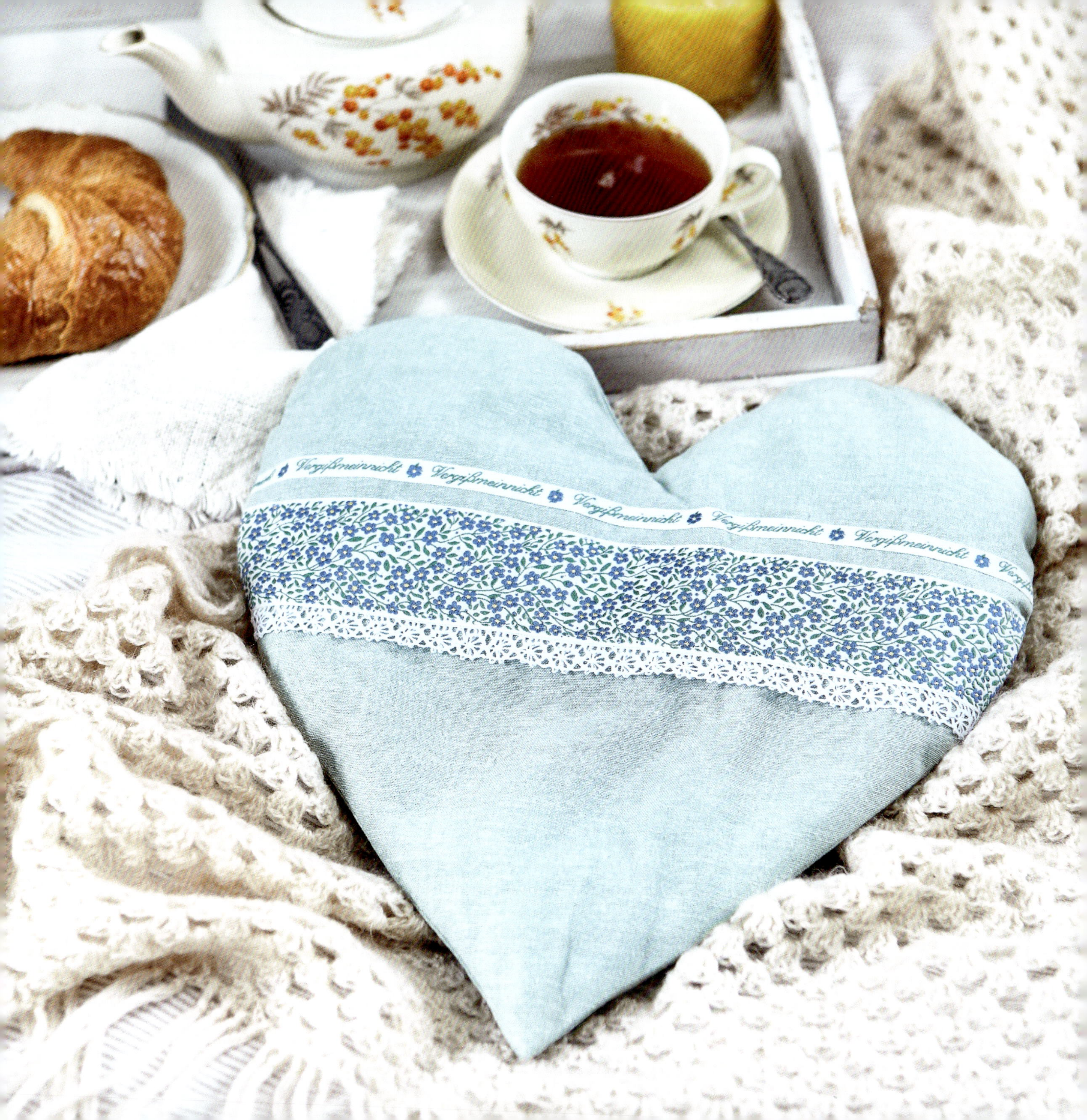
Vergißmeinnicht

WÄRMENDES HANDTUCH

Größe: 50 x 70 cm

Material

- 1 Frotteehandtuch in Grün, 50 x 70 cm
- 20 Stoffstreifen aus verschiedenen Stoffen, je 6,5 x 55 cm
- Bündchen in Grün, 7 x 58 cm (inkl. Nahtzugabe)
- farblich passendes Nähgarn
- Trickmarker
- Füllmaterial nach Wahl

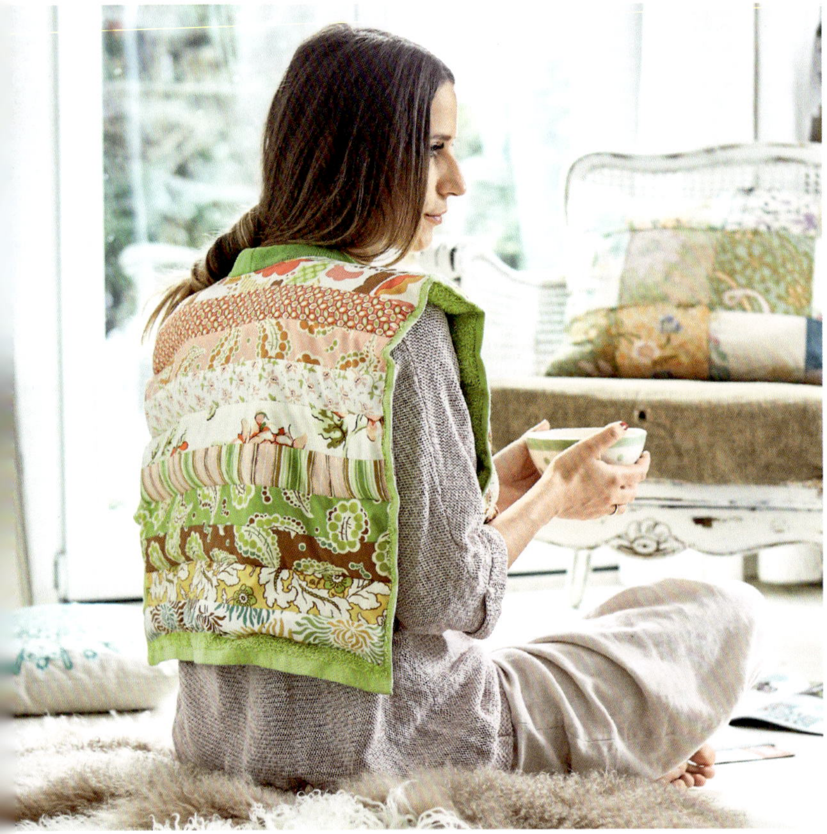

So wird's gemacht

1. Die Stoffstreifen an den Längskanten mit einer Nahtzugabe von jeweils 0,75 cm aneinandernähen und die Nähte jeweils zusammen in eine Richtung bügeln. Alle Kanten zur linken Stoffseite bügeln, das genaue Maß ergibt sich dabei aus dem Maß des Handtuchs, an allen Seiten sollten die festgewebten Handtuchkanten noch sichtbar sein.

2. Das Vorderteil nun links auf rechts auf das Handtuch legen, feststecken und bis auf eine komplette Längsseite knappkantig aufnähen.

3. Jede 2. Naht der Stoffstreifen im Nahtschatten absteppen.

4. Die Bündchenstreifen an den schmalen Seiten rechts auf rechts zusammennähen und längs zur Hälfte umbügeln.

5. Für das Kopfloch einen Kreis von 21 cm Durchmesser mittig und 23 cm von der unteren Kante entfernt auf das Vorderteil zeichnen und ausschneiden.

6. Das Kopfloch und das Bündchen in vier Teile einteilen, am besten mit einer Stecknadel markieren.

7. Das Bündchen leicht gedehnt an den Kreis stecken, Markierungen treffen aufeinander, annähen und die Naht versäubern. Bügeln und die Kante von rechts schmalkantig absteppen.

8. Von der offenen Seite nun alle 10 Streifen mit dem Füllmaterial befüllen und die Kante knappkantig schließen.

9. Für die noch unbefüllten Streifen am Halsloch an der anderen Längskante die Naht an diesen Streifen auftrennen, befüllen und dann wieder knappkantig schließen.

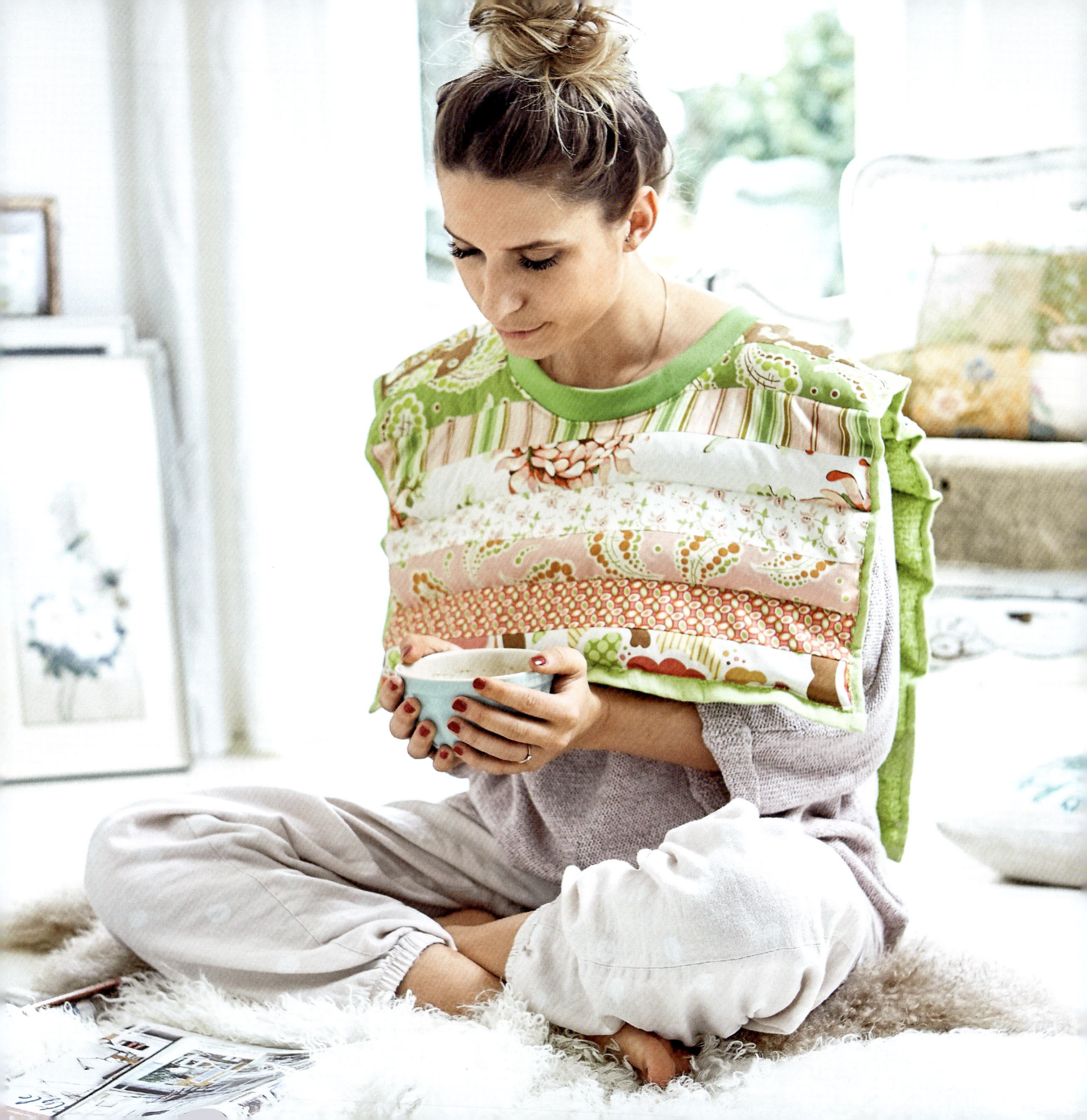

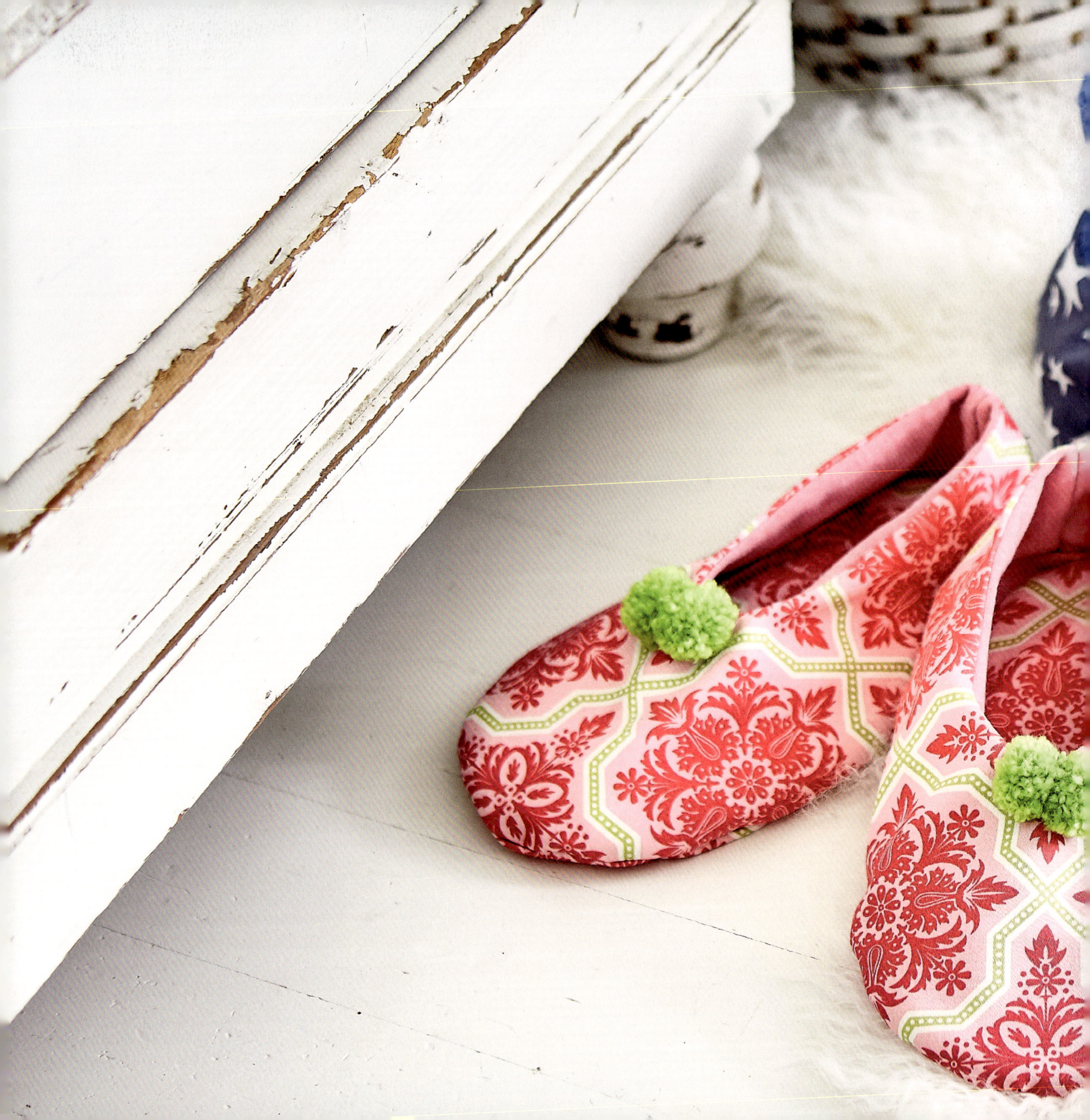

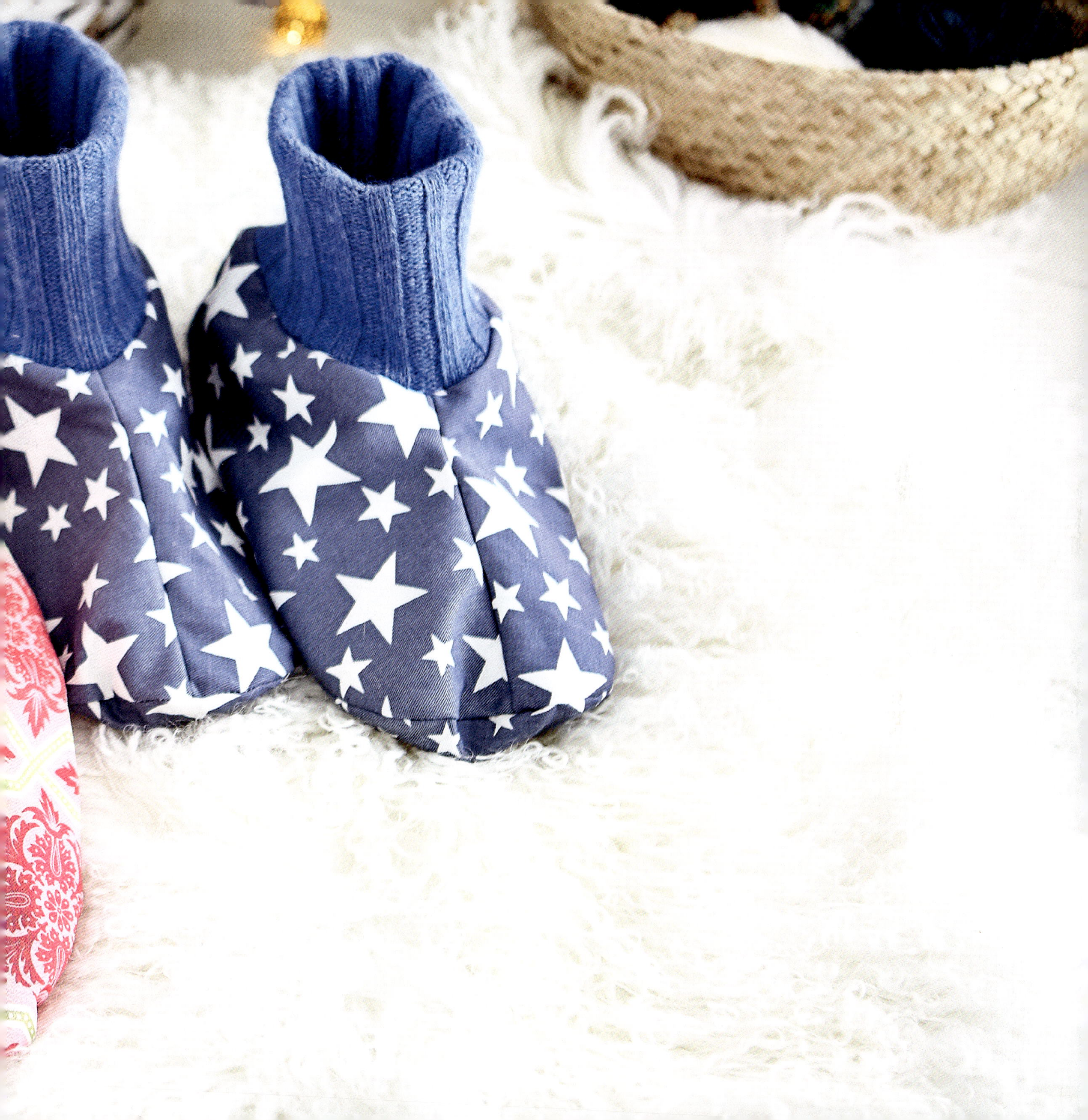

GEGEN KALTE FÜSSE

Pantoffel • Größe: 38–40 • Vorlagen 12a und 12b auf Bogen C

Material

- Oberstoff Pink gemustert, 30 cm
- Futterstoff in Pink, 30 cm
- 4 Pompoms in Grün
- farblich passendes Nähgarn
- Füllmaterial, z. B. Traubenkerne

So wird's gemacht

1. Das Oberteil (Vorlage 12a) zuzüglich Nahtzugabe 2x aus Oberstoff und 2x aus Futterstoff zuschneiden.

2. Die Sohle (Vorlage 12b) zuzüglich Nahtzugabe 2x aus Oberstoff und 4x aus Futterstoff zuschneiden.

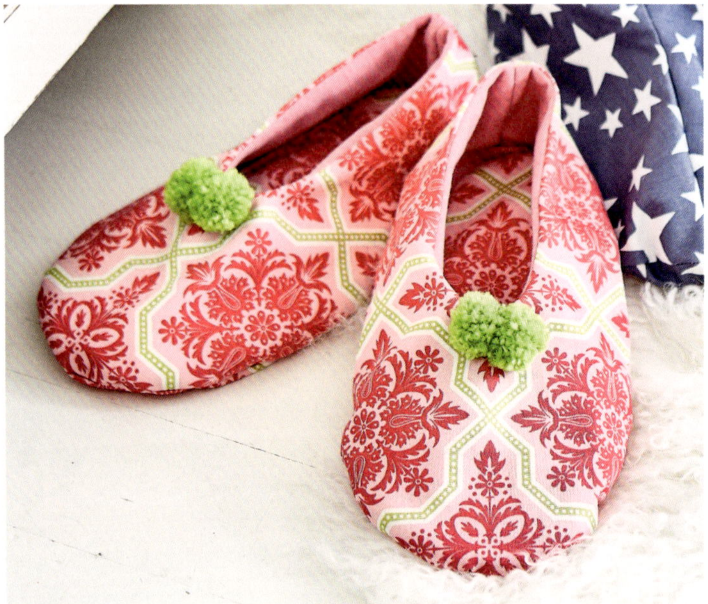

3. Von den 4 Futtersohlen jeweils 2 rechts auf rechts legen, feststecken und bis auf eine Wendeöffnung zusammennähen. Die Nahtzugaben zurückschneiden, wenden, mit den Kernen füllen und die Öffnung mit Handstichen schließen.

4. Bei den Oberteilen 2x aus Oberstoff sowie 2x aus den Futterteilen die hintere (Fersen-)Naht schließen, hierfür den Stoff an den Oberteilen rechts auf rechts legen, feststecken und nähen. Die Nahtzugabe auseinanderbügeln.

5. Je ein Oberteil aus Oberstoff rechts auf rechts auf ein Futterteil legen, dabei treffen die Fersennähte aufeinander. Feststecken und nähen.

6. Die Rundungen einschneiden, die Schuhe wenden und die Kanten sauber bügeln.

7. Das gedoppelte Oberteil für den rechten und linken Schuh nun jeweils rechts auf rechts auf eine Sohle legen, dabei treffen die Passzeichen der Sohle auf die Oberteile. Feststecken und nähen.

8. Die Naht mit großem Zickzackstich oder einer Overlocknaht versäubern, wenden und evtl. in Form bügeln oder dämpfen.

9. Jeweils an die obere vordere Mitte zwei Pompoms nähen und eine Körnersohle hineinlegen.

Material

- fester Baumwollstoff in Blau mit Sternen, 60 cm
- Bündchenstoff in Blau, 60 x 21 cm (oder 2 Stücke à 30 x 21 cm)
- passendes Nähgarn
- Füllmaterial: Traubenkerne

So wird's gemacht

1. Laut Vorlage 13b 2x die Sohle und 4x die Einlegesohle sowie laut Vorlage 13a 4x den Oberschuh zuzüglich Nahtzugabe zuschneiden.

2. Jeweils 2 Oberschuhteile rechts auf rechts legen und die Fersennaht sowie die obere Naht nähen. Die Nähte versäubern und auseinanderbügeln.

3. Ein Schuhteil rechts auf rechts auf ein Sohlenteil legen, dabei die Passzeichen beachten. Feststecken, nähen und versäubern. Das zweite Schuhteil ebenso arbeiten.

4. Den Bündchenstoff halbieren und die Teile jeweils an der schmalen Seite rechts auf rechts zusammennähen, links auf links längs falten und rechts auf rechts an die Öffnungen der Schuhe gleichmäßig gedehnt feststecken. Festnähen, die Naht versäubern und dann die Schuhe wenden.

5. Von den 4 Futtersohlen jeweils 2 rechts auf rechts legen, feststecken und bis auf eine Wendeöffnung zusammennähen. Die Nahtzugaben zurückschneiden, die Sohlen wenden, mit den Kernen füllen und die Öffnung mit Handstichen schließen.

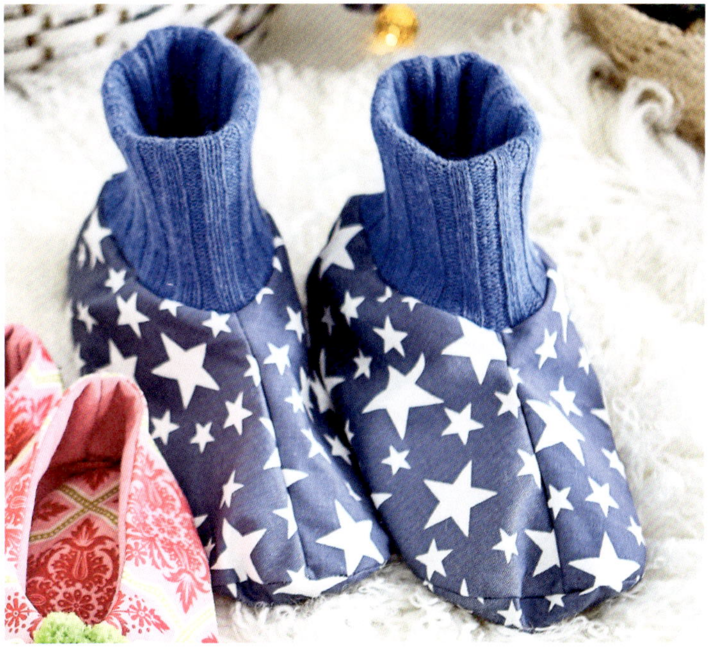

BREITES BAUCHKISSEN

Größe: 55 x 18 cm

Material

- 3 Stoffe, in Lila gemustert und Grau, je 20 x 20 cm (für die Vorderseite)
- 1 Stoff, in Grau, 57,5 x 20 cm (für die Rückseite)
- 4 Pompoms in Lila, ca. 3 cm Durchmesser
- farblich passendes Nähgarn
- Füllmaterial nach Wahl

So wird's gemacht

1. Ein Stoffquadrat für die Vorderseite rechts auf rechts auf ein zweites legen und an einer Kante mit Nahtzugabe zusammennähen.

2. An der gegenüberliegenden Kante das dritte Stoffquadrat ebenfalls rechts auf rechts annähen.

3. Das entstandene Rechteck nun rechts auf rechts auf den Rückseitenstoff legen, feststecken und bis auf die 3 Füllöffnungen zusammennähen.

4. Die Ecken und Nahtzugaben zurückschneiden, das Teil wenden und bügeln.

5. Im Nahtschatten der Verbindungsnähte zwischen den Vorderseiten-Quadraten nähen, sodass nun 3 Kammern entstehen.

6. Jeweils einen Pompom an die Ecken nähen.

7. Die Kammern mit der Füllung befüllen, z. B. mit Kirschkernen, und die Öffnungen mit einer Handnaht schließen.

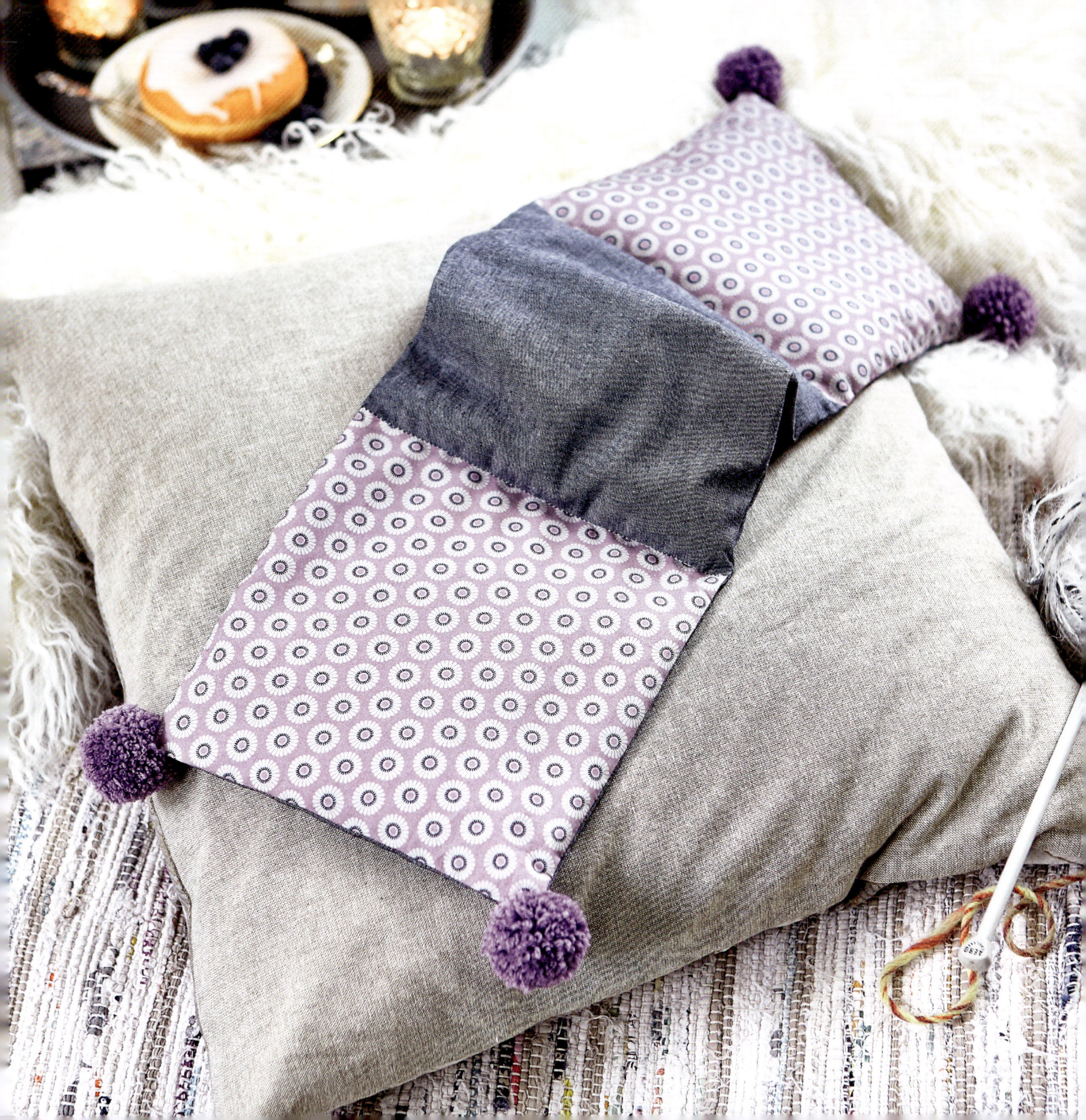

HILFE FÜR DIE HAND

Größe: 17 x 25 cm · Vorlage 14 auf Bogen C

Material

- fester Baumwollstoff mit bunten Karos, 25 cm
- Bündchenstoff in Pink, 8 x 15 cm
- Jersey in Pink, Rest
- Baumwollband, 1 cm breit, 12 cm
- Vliesofix
- Füllmaterial, z. B. Traubenkerne

TIPP: Man kann den Handschuh auch prima als Massagehandschuh verwenden.

So wird's gemacht

1. Den Handschuh zuzüglich 1 cm Nahtzugabe 3x zuschneiden, 1x davon gegengleich und 1x mit verkürzter Schnittlinie.

2. Das Bündchen längs falten und an die gekürzte Kante nähen. Die Naht versäubern, nach unten bügeln und von der rechten Stoffseite absteppen.

3. Den Stern aus Jersey zuschneiden, auf Vliesofix bügeln und aufbügeln. Mit einem dreifachen Gradstich applizieren.

4. Den Handschuh links auf rechts auf einen weiteren legen und feststecken.

5. Das Band zur Hälfte falten, an die Markierung legen und feststecken, dabei zeigen die offenen Bandkanten nach außen.

6. Rückseite rechts auf rechts auf die Vorderseite legen, feststecken und bis auf die Wendeöffnung nähen.

7. Die Nahtzugaben zurückschneiden und die Ecken einschneiden.

8. Den Handschuh wenden, bügeln und befüllen.

9. Die Wendeöffnung mit Handstichen schließen.

Das türkisfarbene Modell für die linke Hand wird einfach gegengleich gearbeitet!

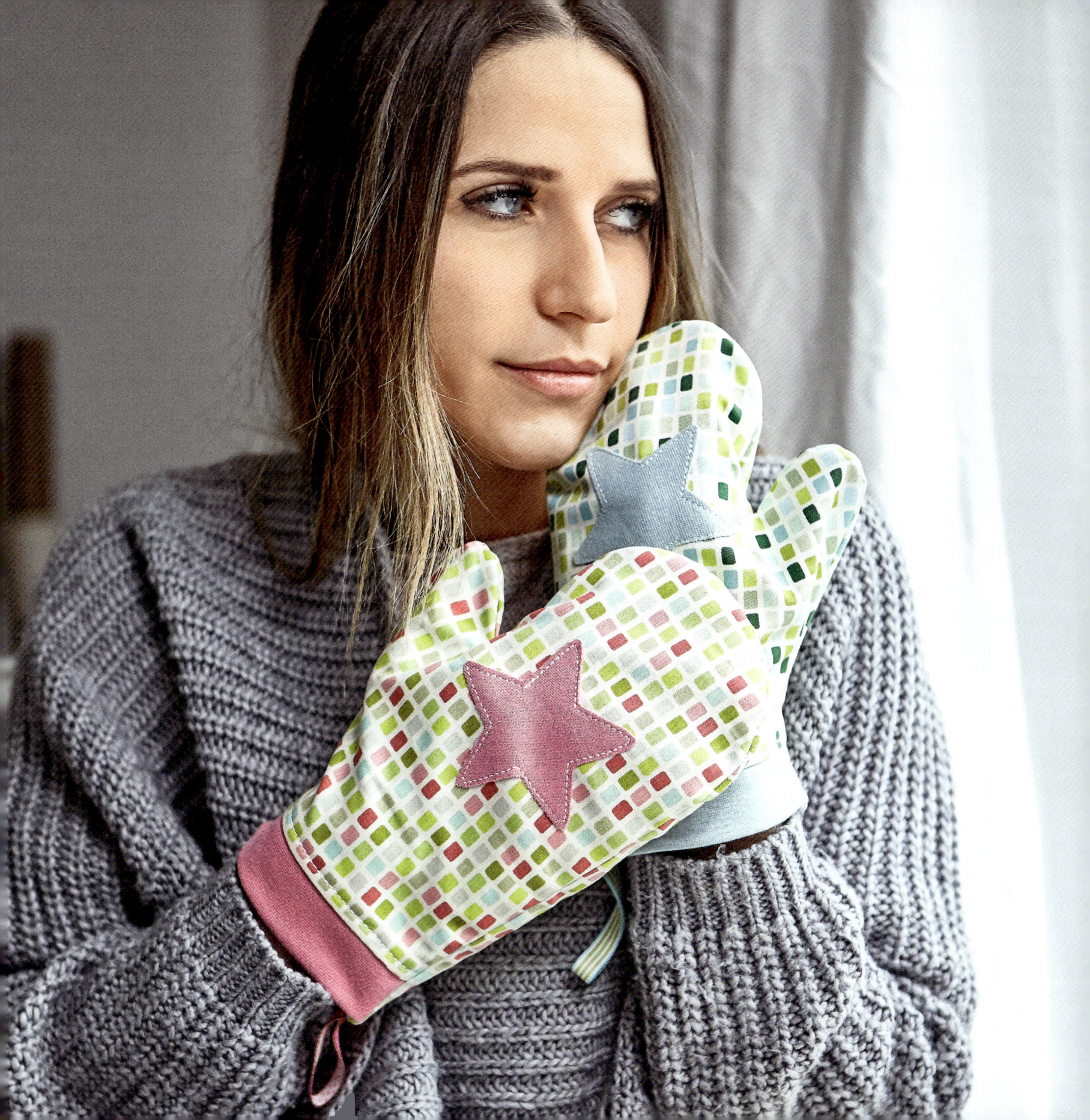

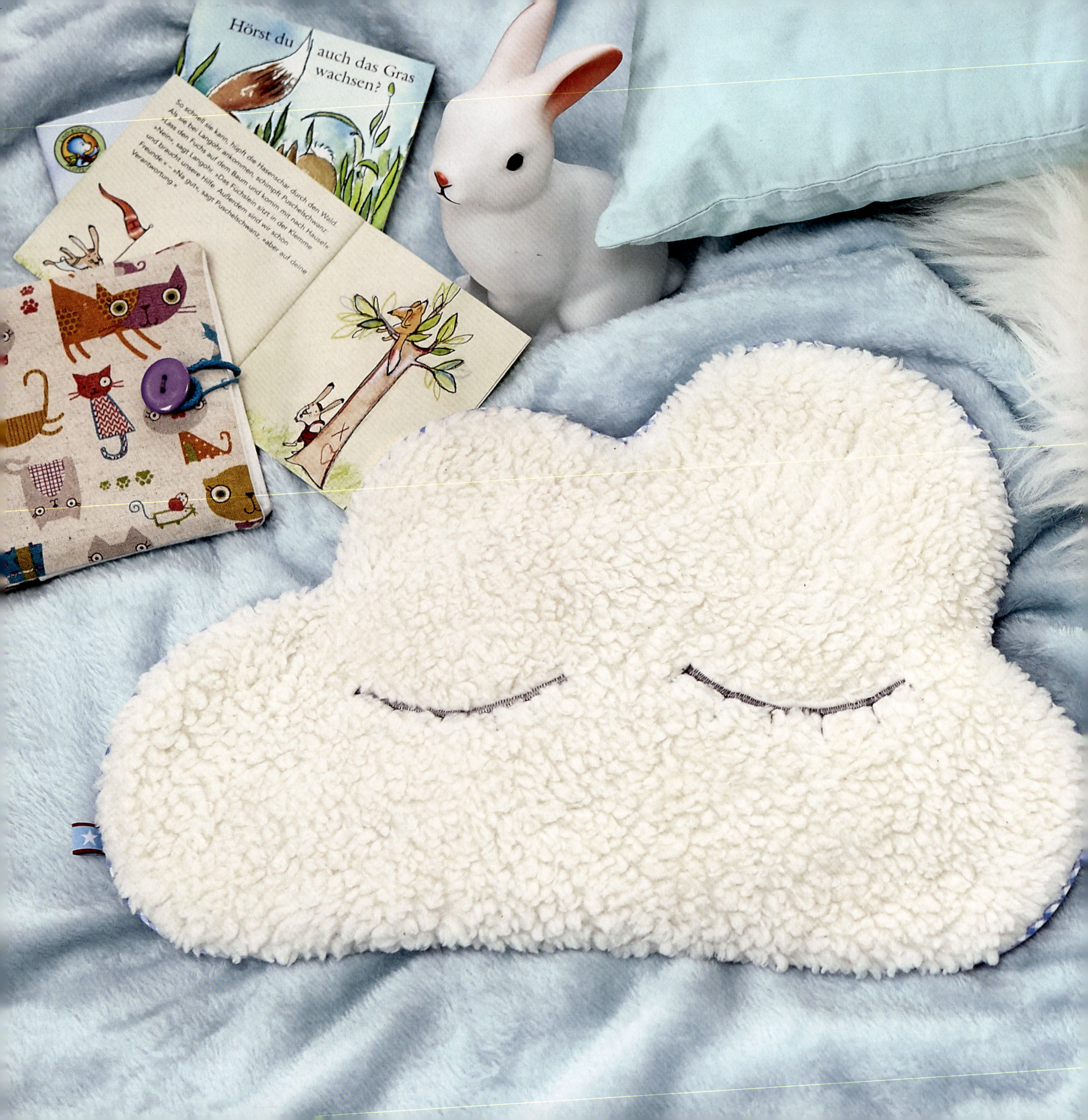
Hörst du auch das Gras wachsen?

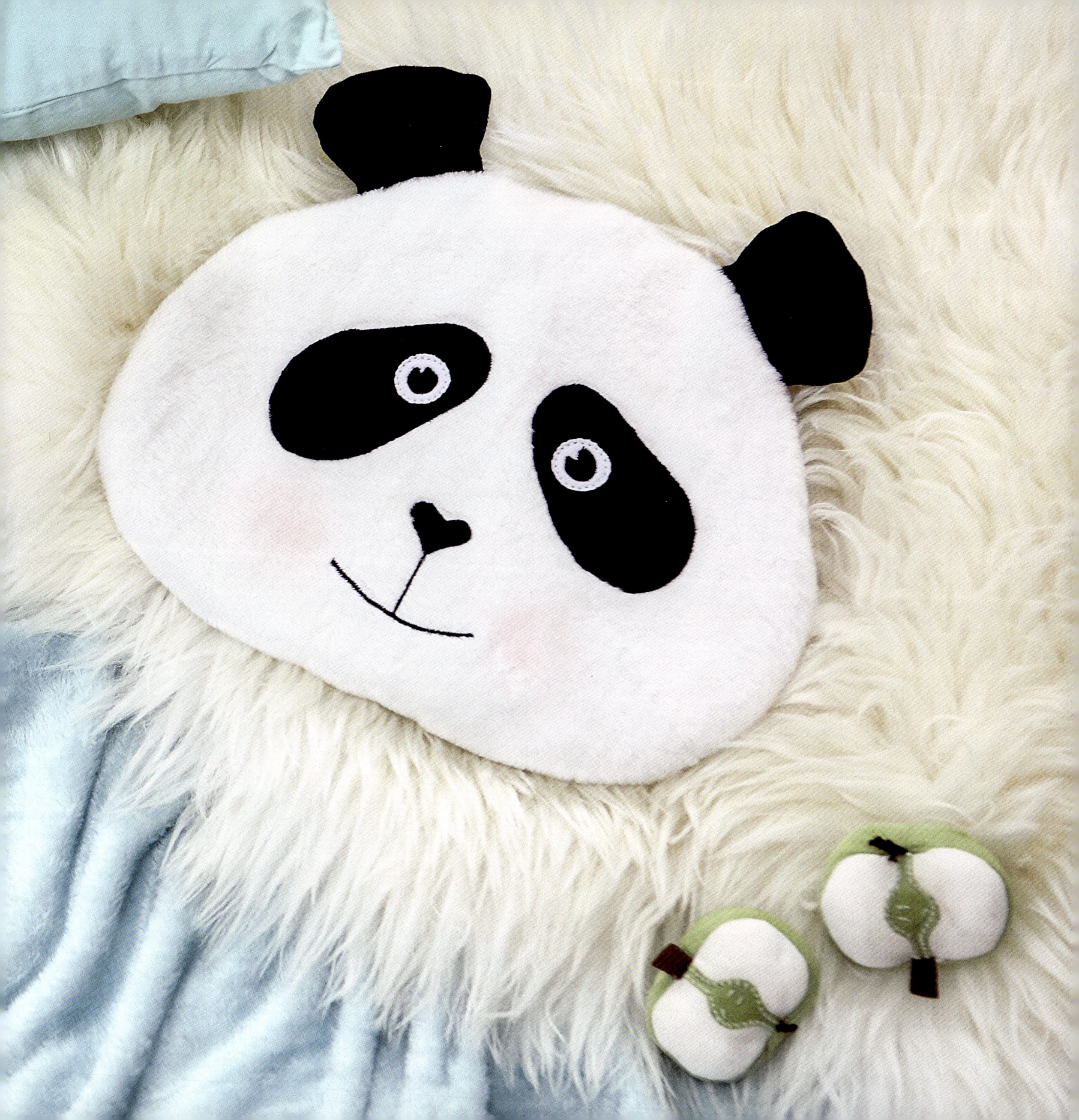

ENTSPANNTE NACHT

Wolke • Größe: 38 x 25 cm • Vorlage 15 auf Bogen C

Material

- Baumwollplüsch in Weiß, 30 cm
- Sweatshirtstoff in Hellblau, 30 cm
- Paspelband blau-weiß kariert, 1 m
- Webband, Rest
- Avalon-Stickvlies, Rest
- farblich passendes Nähgarn
- Füllmaterial nach Wahl
- Trickmarker

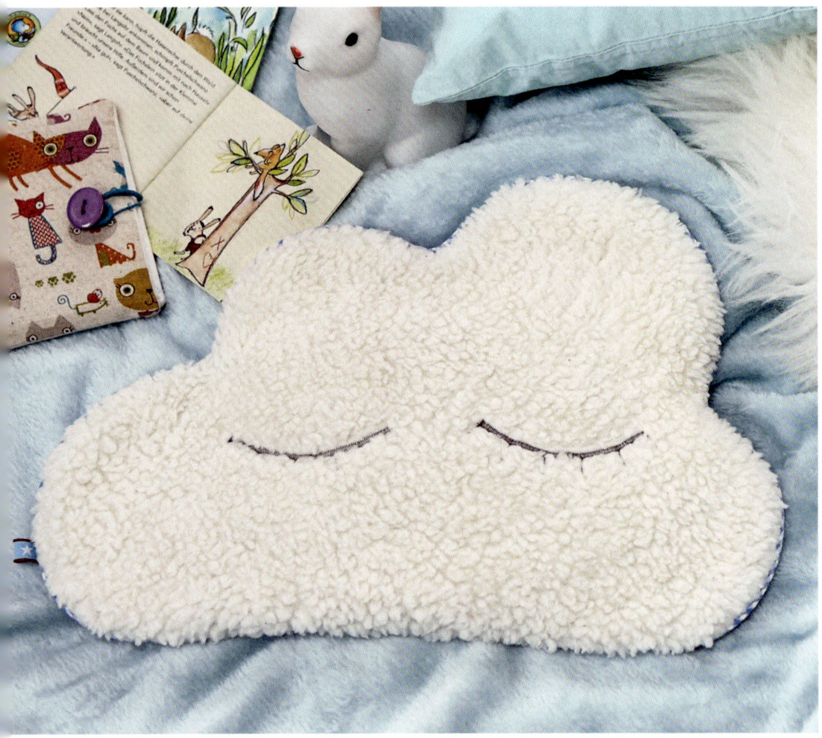

So wird's gemacht

1. Vorderseite aus Plüsch und Rückseite aus Sweatshirtstoff jeweils zuzüglich Nahtzugabe zuschneiden und die Markierungen mit dem Trickmarker übertragen

2. Die Augenlider und Wimpern mit schmalem Zickzackstich laut Vorlage auf die Vorderseite nähen. Eventuell beim Plüsch für ein schöneres Stichbild ein Stück Avalon-Stickvlies auf den Plüsch legen und nach dem Sticken entfernen.

3. Das Paspelband mithilfe des Reißverschlussfußes an die Kante der Vorderseite nähen.

4. Das Webband zur Hälfte falten und an die linke untere Seite stecken, dabei zeigen die offenen Kanten nach außen.

5. Die Rückseite rechts auf rechts auf die Vorderseite legen, feststecken und die Teile mit dem Reißverschlussfuß entlang der vorherigen Naht bis auf eine Wendeöffnung zusammennähen.

6. Die Nahtzugaben zurückschneiden, Ecken einschneiden und das Kissen wenden.

7. Mit Kernen füllen und die Wendeöffnung mit Handstichen schließen.

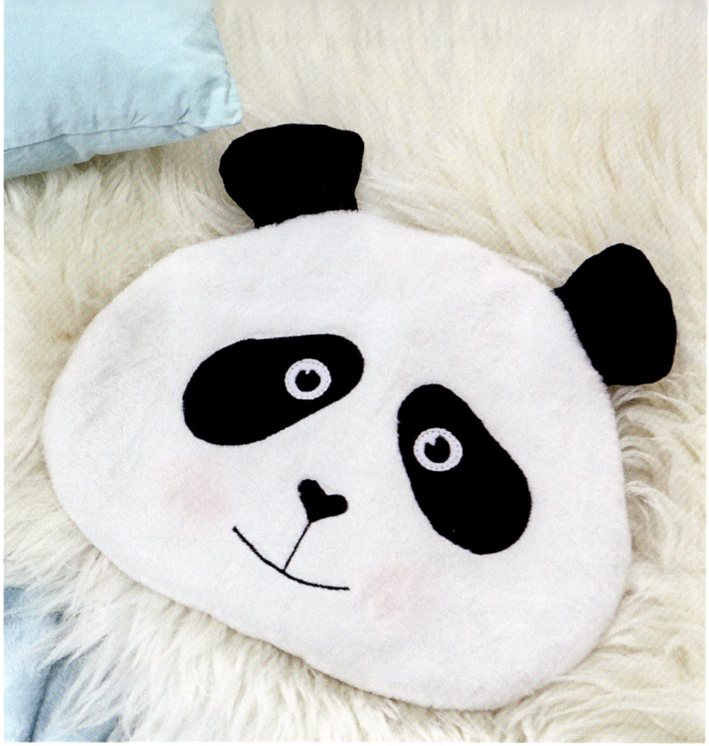

Panda · Größe: 28,5 x 26 cm · Vorlagen 16a und 16b auf Bogen C

Material

- Alpenfleece in Weiß, 25 cm
- Sweatshirtstoff in Schwarz, 10 cm
- Baumwollstoff in Weiß, Rest
- farblich passendes Nähgarn
- Stoffstempelkissen in Rot
- Trickmarker
- Stickvlies
- Füllmaterial nach Wahl

So wird's gemacht

1. Die Ohren (Vorlage 16b) 4x aus dem schwarzen Stoff zuzüglich Nahtzugabe zuschneiden. Jeweils 2 Ohren rechts auf rechts legen und zusammennähen, dabei bleiben die unteren Kanten offen. Nahtzugaben zurückschneiden und die Ohren wenden.

2. Vorder- und Rückseiten (Vorlage 16a) aus dem Alpenfleece zuzüglich Nahtzugabe zuschneiden

3. Einen Rest Sweatshirtstoff und den weißen Baumwollstoff auf Vliesofix bügeln und aus dem schwarzen Stoff die Augenmaske, Pupillen und Nase, aus dem weißen Stoff die Augen ausschneiden.

4. Diese Teile laut Vorlage auf der Vorderseite platzieren und aufbügeln. Die Linien für den Mund mit dem Trickmarker übertragen.

5. Die aufgebügelten Teile mit einem kleinen Zickzackstich applizieren, die Linien für den Mund ebenfalls mit einem Zickzackstich nachnähen.

6. Die Ohren laut Markierung feststecken und auf der Nahtzugabe annähen, dabei sind sie nach innen gerichtet. Mithilfe eines um den Finger gewickelten Stoffrestes etwas Farbe vom Stempelkissen aufnehmen und an den Mundwinkeln auftupfen.

7. Die Rückseite rechts auf rechts auf die Vorderseite legen, feststecken und bis auf eine Wendeöffnung nähen, dabei werden die Ohren zwischengefasst.

8. Die Nahtzugaben zurückschneiden, das Kissen wenden und füllen. Die Wendeöffnung mit Handstichen schließen.

FÜR KAKTEENFANS

Größe: 32 x 39 cm • Vorlage 17 auf Bogen D

Material

- Fleece in Grün, 45 cm
- Pompoms in Rosa, ca. 3 cm Durchmesser
- farblich passendes Nähgarn
- Stick- oder Perlgarn in Beige
- Stickvlies
- Füllmaterial nach Wahl

So wird's gemacht

1. Die Vorlage für den Kaktus zuzüglich Nahtzugabe 2x zuschneiden.

2. Die Stepplinien auf ein Teil übertragen, dieses mit Stickvlies hinterlegen und die Linien absteppen.

3. Vorder- und Rückseite rechts auf rechts aufeinanderlegen, feststecken und bis auf die Wendeöffnung nähen.

4. Die Nahtzugabe zurückschneiden, die Ecken einschneiden, das Kissen wenden und befüllen. Die Wendeöffnung mit Handstichen schließen.

5. Für die „Stachel" das Stickgarn doppelt nehmen, mithilfe einer Nadel durch die Vorderseite ziehen, verknoten und die Fäden auf ca. 2 cm kürzen.

6. Die Pompoms als Blüten annähen.

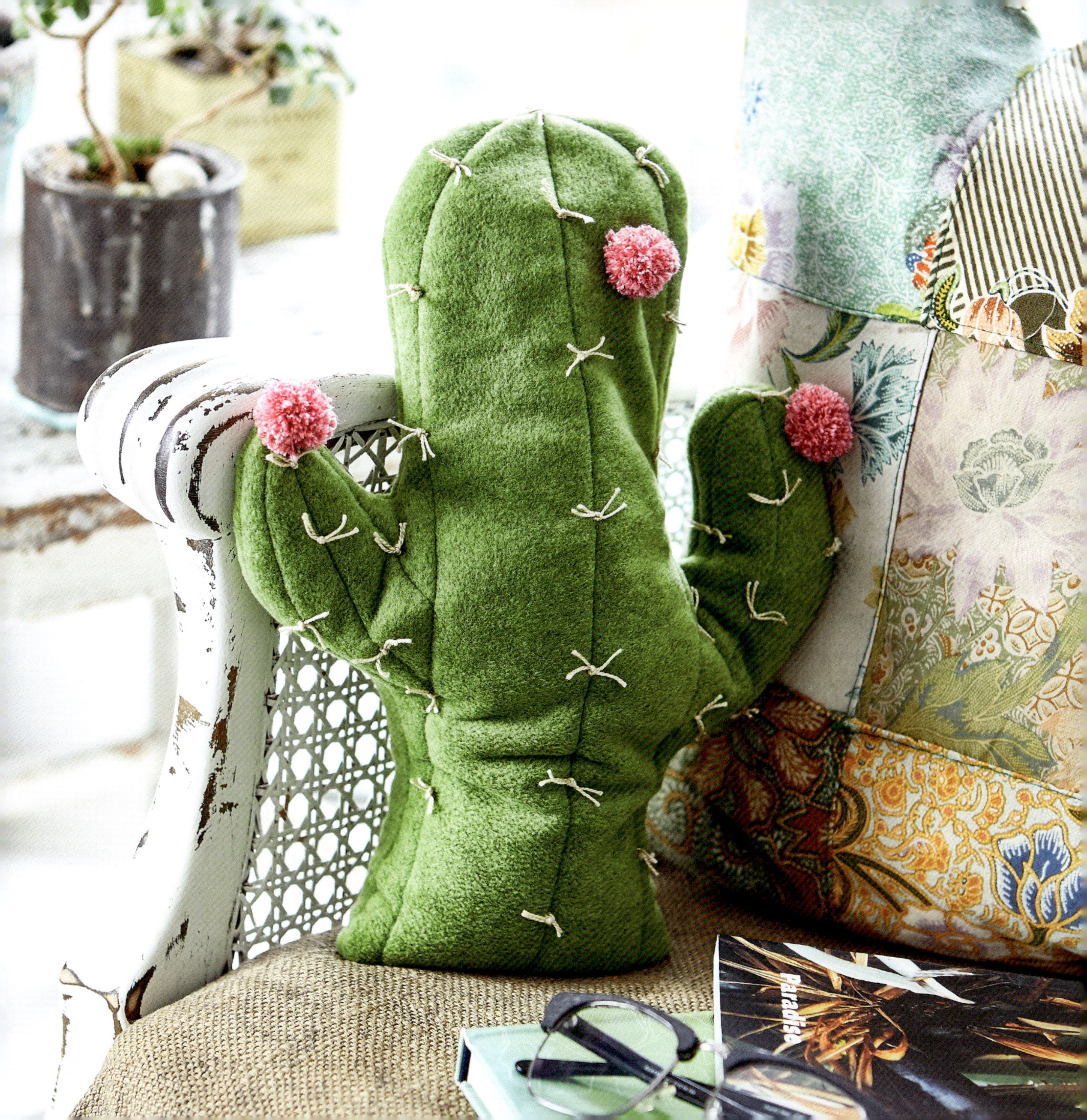
Paradise

ENTSPANNUNG FÜR DIE AUGEN

Größe: 24 x 9 cm · Vorlagen 18a–18c auf Bogen C

Material

- Leinen in Hellbraun, 20 cm
- Stoff in Silber, 20 cm
- Vliesofix
- Tüll in Weiß, 10 cm
- Vlies H630, 20 cm
- Gummiband 4 cm breit, 30 cm
- farblich passendes Nähgarn
- Johannisbeerkerne zum Füllen

So wird's gemacht

1. Vorder- und Rückseite (Vorlage 18a) zuzüglich 0,75 cm Nahtzugabe 2x aus hellbraunem Leinen und 1x aus Vlies zuschneiden.

2. Das Vlies auf die Rückseite eines Teiles bügeln.

3. Die Brillengläser (Vorlage 18c) 2x zuzüglich 0,7 cm Nahtzugabe aus Tüll zuschneiden und laut Vorlage auf das mit Vlies bebügelte Brillenteil stecken.

4. Aus dem silbernen Stoff den Brillenrahmen (Vorlage 18b) ohne Nahtzugabe zuschneiden, auf Vliesofix bügeln und auf der Vorderseite platzieren. **ACHTUNG!** Die Ränder des Tülls müssen unter dem silbernen Stoff liegen. Den Brillenrahmen aufbügeln.

5. Die Kanten des silbernen Brillenrahmens mit passendem Garn und kleinem Zickzackstich applizieren.

6. Das Gummiband an der linken und rechten Seite feststecken, die Länge überprüfen und gegebenenfalls ändern, dann auf der Nahtzugabe annähen.

7. Die Brillen-Rückseite rechts auf rechts auf die Vorderseite legen, das Gummiband hierfür etwas zusammenfalten, die Kanten feststecken und dann bis auf die obere Kante zusammennähen.

8. Die Nahtzugaben zurückschneiden, Ecken kürzen, die Brille wenden und vorsichtig bügeln. Dabei darauf achten, dass der Tüll nicht beschädigt wird.

9. Den äußeren Brillenrahmen absteppen, dabei ca. 5 cm an der oberen Kante noch frei lassen.

10. Die Brille mit Johannisbeerkernen füllen und die davor begonnene Absteppung schließen.

11. Die obere Wendeöffnung mit Handstichen schließen.

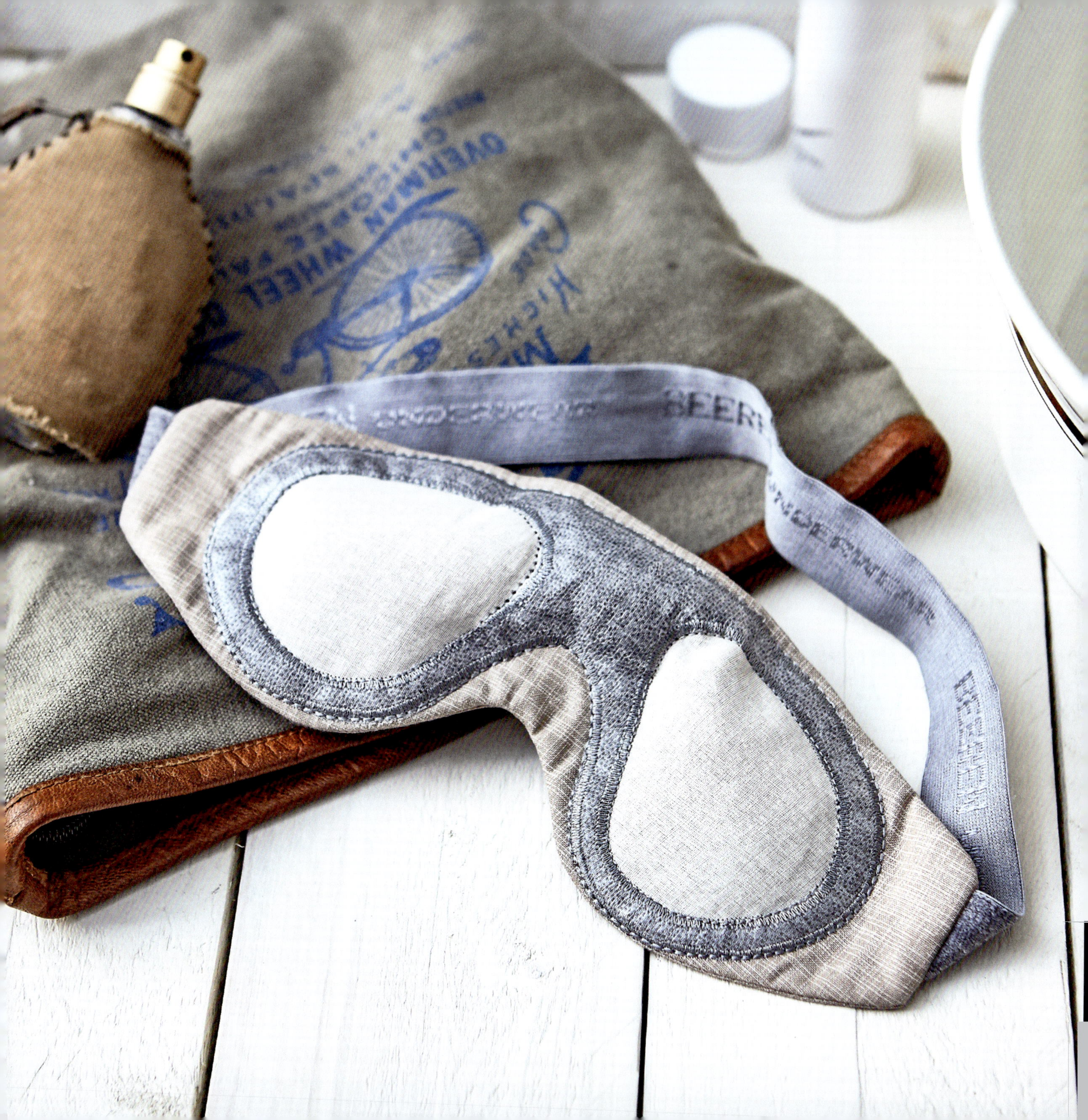
OVERMAN WHEEL

NACKENKISSEN

Größe: 48 x 24 cm · Vorlagen 19a und 19b auf Bogen D

Material

- gesteppter Sweatstoff in Grau, 30 cm
- Paspelband in Grau, 1,50 m
- Rest roter Stoff
- farblich passendes Nähgarn
- Vliesofix
- Zierborte, 4 cm
- Füllmaterial nach Wahl

So wird's gemacht

1. Den Knochen laut Vorlage 19a 2x im Stoffbruch mit einer Nahtzugabe von 0,75 cm ausschneiden.

2. Die Paspel mithilfe des Reißverschlussfußes an den Rändern der Vorderseite aufnähen.

3. Die Herzvorlage 19b auf den roten Stoff übertragen, ausschneiden und auf Vliesofix bügeln. Ein kleines Stückchen Borte doppelt legen, unterlegen und auf die Vorderseite bügeln. Mit einem dreifachen Geradstich applizieren.

4. Vorder- und Rückenteil rechts auf rechts legen und mit dem Reißverschlussfuß auf der Paspelnaht zusammennähen, dabei eine Wendeöffnung lassen.

5. Die Nahtzugabe zurückschneiden, die Ecken einschneiden, das Kissen wenden und gut füllen.

6. Die Wendeöffnung mit Handstichen schließen.

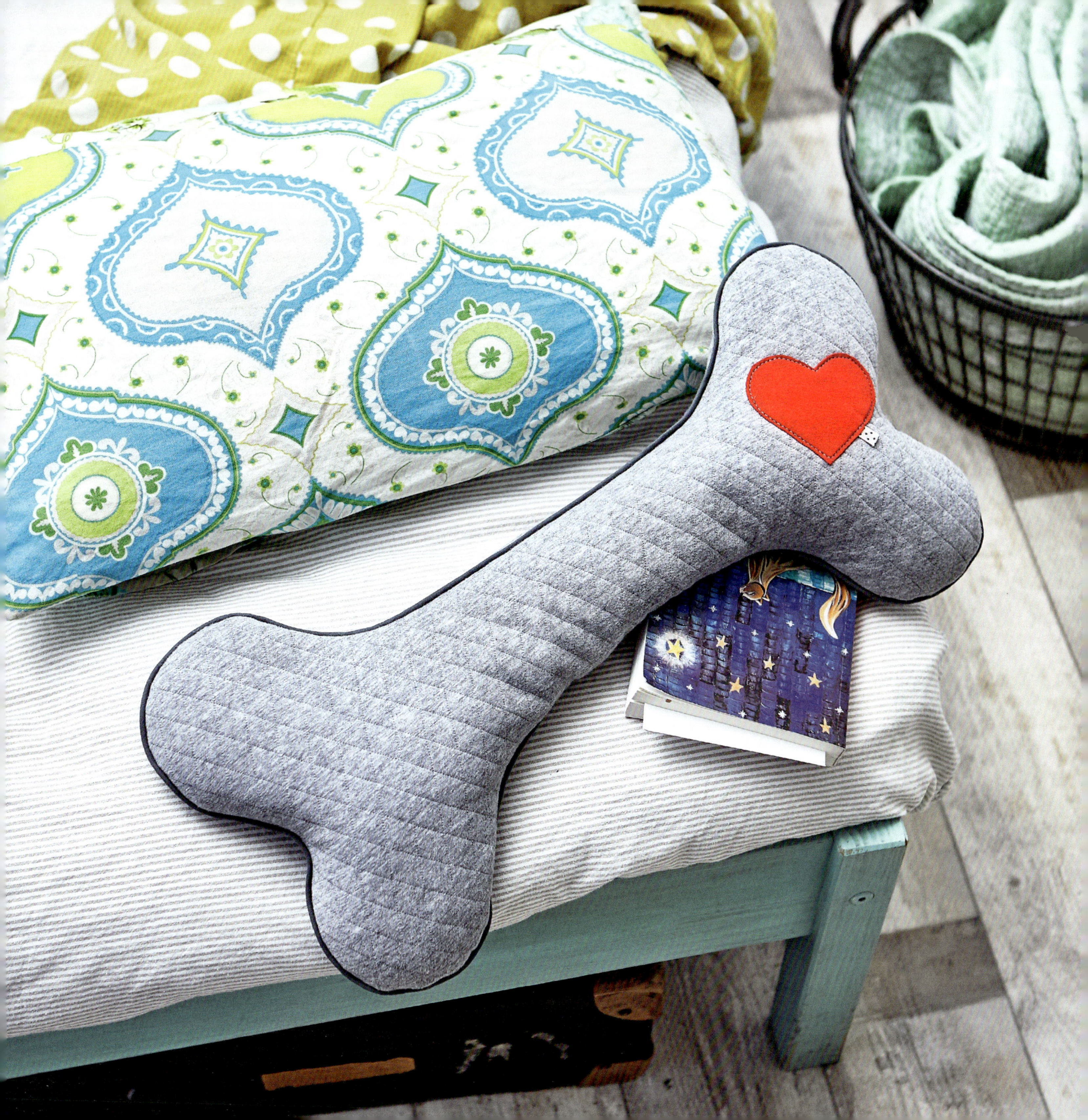

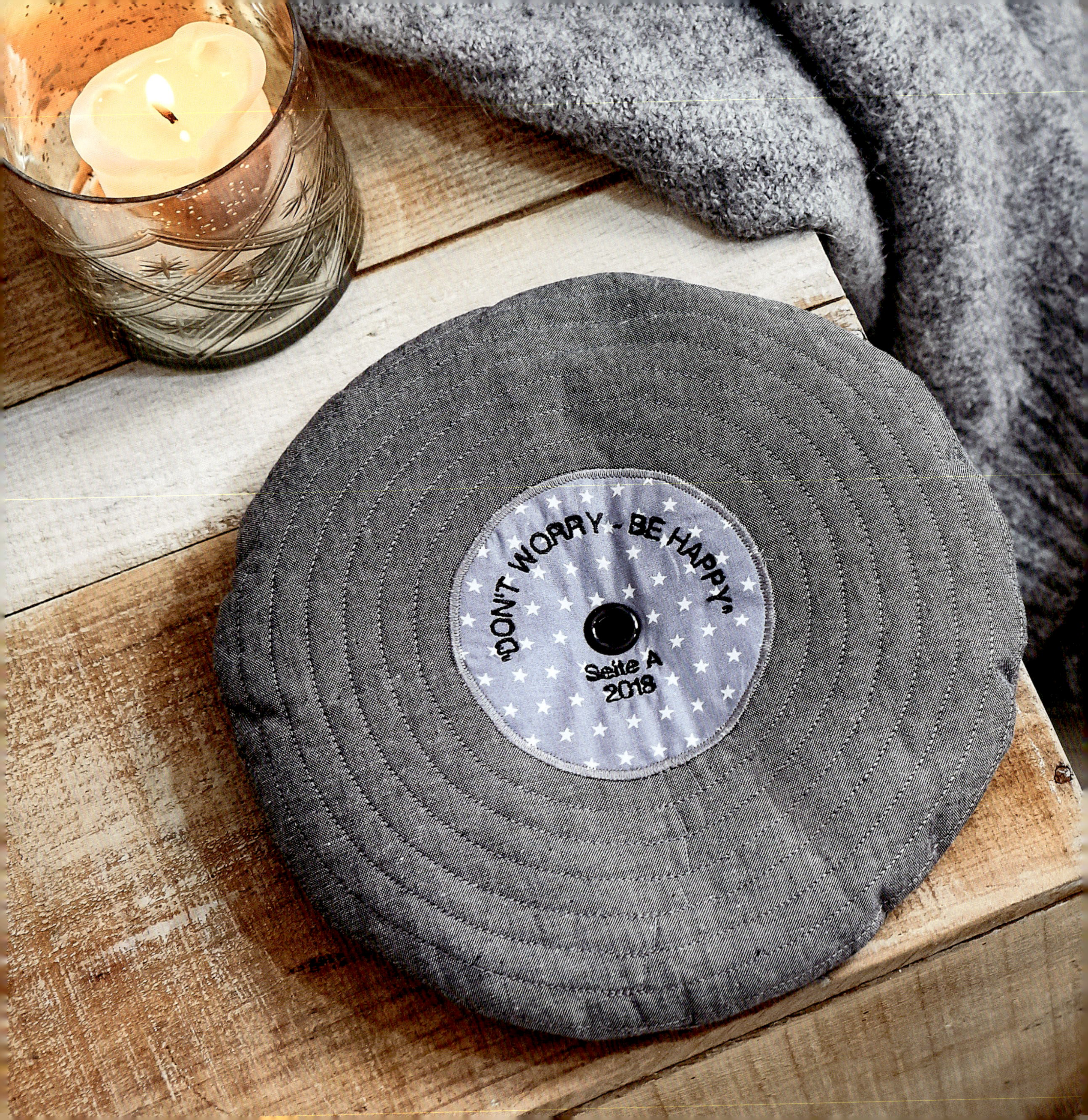
"DON'T WORRY - BE HAPPY"
Seite A
2018

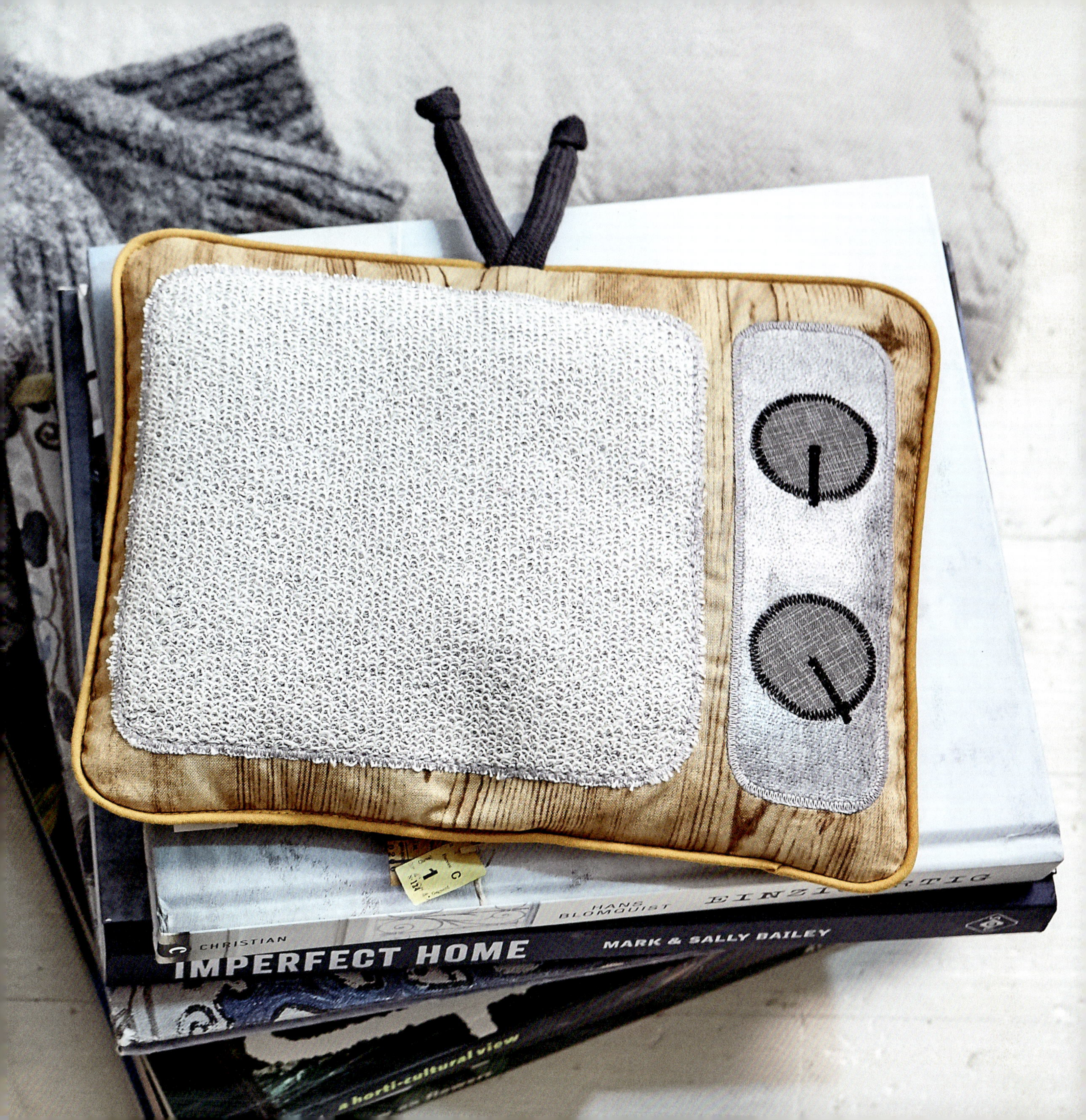
CHRISTIAN
IMPERFECT HOME
MARK & SALLY BAILEY
HANS
BLOMQUIST
a horti-cultural view

HEILENDE MEDIEN

Schallplatte • Größe: 23 cm ø • Vorlage 20 auf Bogen D

Material

- fester Stoff in Dunkelgrau, 25 cm
- Stoff in Blau mit Sternen, 10 cm
- Vlieseline H630
- Vliesofix
- Stickgarn für die Stickmaschine, Handstickgarn oder Textilfarbe und Stempel (beim Designbeispiel wurde mit einer Stickmaschine gearbeitet)
- passendes Nähgarn
- schwarze Metallöse

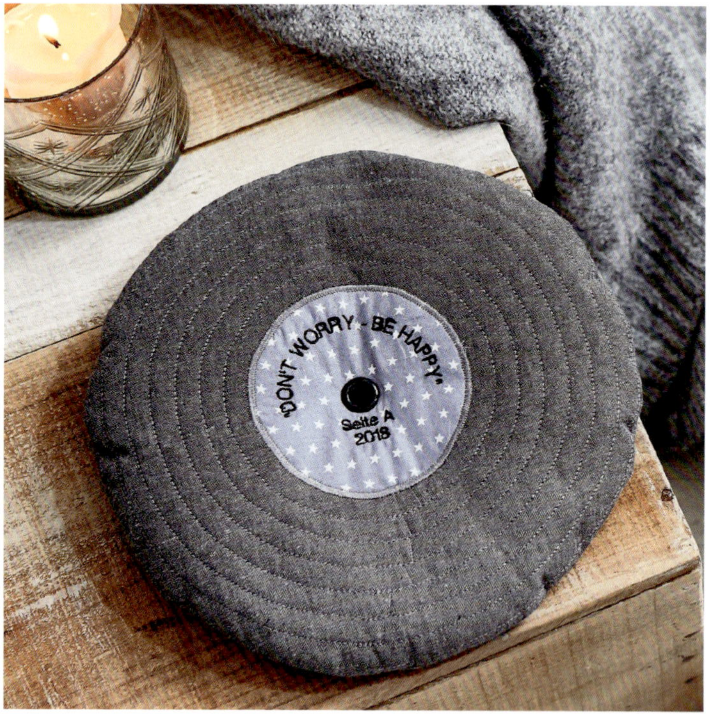

So wird's gemacht

1. Den Sternchenstoff laut Vorlage besticken oder bestempeln.

2. Auf die Rückseite Vliesofix bügeln und den Kreis laut Vorlage ausschneiden.

3. Aus dem grauen Stoff zwei, aus der Vlieseline einen großen Kreis ausschneiden. Einen Kreis auf den Vlieseline-Kreis bügeln und den Kreis aus Sternchenstoff daraufbügeln. Mit einem Zickzackstich applizieren.

4. Vom kleinen Kreis ausgehend, immer füßchenbreit mit Gradstich absteppen.

5. Den zweiten großen Kreis rechts auf rechts darauflegen, feststecken und bis auf eine Wendeöffnung nähen.

6. Die Nahtzugaben einschneiden, das Kissen wenden und bügeln.

7. Die Öse laut Herstelleranweisung in die exakte Mitte schlagen.

8. Die Schallplatte befüllen und die Öffnung mit Handstichen schließen.

ACHTUNG: Wegen der Metallöse darf dieses Kissen auf keinen Fall in der Mikrowelle erwärmt werden!

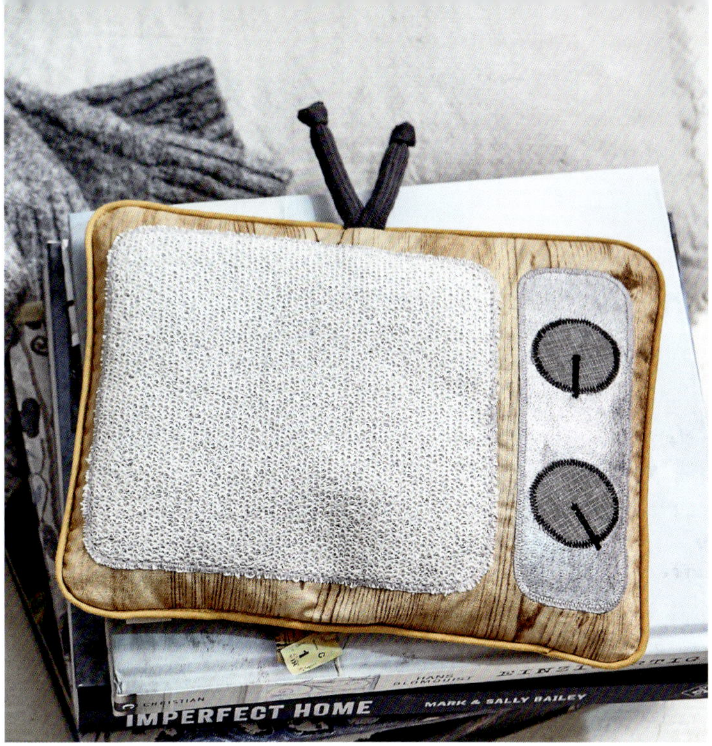

Fernseher · Größe: 24 x 25 cm · Vorlage 21 auf Bogen D

Material

- Stoff in Holzoptik, 25 cm
- Vlies H630, 25 cm
- Glitzerstoff, 20 cm
- Vliesofix, 20 x 25 cm
- Stoffreste in Hellgrau und Dunkelgrau
- Schlauchband in Grau, 10 cm
- Paspelband in Hellbraun, 1 m
- Füllmaterial nach Wahl

Hinweis: Falls im Glitzerstoff Metallfäden verarbeitet sind, darf er nicht in der Mikrowelle erwärmt werden!

So wird's gemacht

1. Vorder- und Rückseite aus Stoff in Holzoptik zuzüglich Nahtzugabe zuschneiden, die Vorderseite 1x aus Vlies ohne Nahtzugabe zuschneiden und auf die linke Seite der Vorderseite aus Stoff bügeln.

2. Auf die linken Seiten der restlichen Stoffe Vliesofix bügeln und die Teile laut Schnittmuster ohne Nahtzugaben zuschneiden, den „Bildschirm" aus Glitzerstoff, das Rechteck aus hellgrauem und die „Schaltknöpfe" aus dunkelgrauem Stoff.

3. Den „Bildschirm" auf die Vorderseite bügeln und die Ränder mit einem Zickzackstich applizieren.

4. Daneben das Rechteck aus dem hellgrauen Stoff aufbügeln und ebenfalls applizieren.

5. Die „Schaltknöpfe" aufbügeln, Ränder und Linien mit Zickzackstich aufnähen.

6. Das Schlauchband schräg zur Hälfte falten und am oberen Rand auf die Nahtzugabe stecken, dabei zeigen die Bandenden nach innen.

7. Das Paspelband mithilfe des Reißverschlussfußes an die Kante der Vorderseite nähen.

8. Die Rückseite rechts auf rechts auf die Vorderseite legen, feststecken und bis auf eine Wendeöffnung entlang der Paspelnaht aufnähen, am besten mit dem Reißverschlussfuß.

9. Die Nahtzugabe zurückschneiden, das Kissen wenden und bügeln. Die Antennenenden verknoten.

10. Das Kissen mit Füllmaterial füllen und die Wendeöffnung mit Handstichen schließen.

ZEIT FÜR MICH

Größe: 31 x 19 cm • Vorlagen 22a und 22b auf Bogen D

Material

- 5 Stoffreste in unterschiedlichen Farben, je ca. 25 x 20 cm
- Stoff in Hellbraun, ca. 25 x 20 cm (für den Kopf)
- Stoff in Grün, 25 cm (für die Rückseite)
- Volumenvlies H630, 30 cm
- Schlauchband, 1cm breit, 10 cm
- farblich passendes Nähgarn
- Füllwatte
- Stoffmalfarbe, schwarz
- Füllmaterial nach Wahl

So wird's gemacht

1. Alle Schnittteile für die Vorderseite laut Vorlage zuzüglich Nahtzugabe zuschneiden, dabei alle Markierungen übertragen. Schnittteil 22a aus dem hellbraunen Stoff, Schnittteile 22b aus den Stoffresten zuschneiden.

2. Teil 22b, 5 rechts auf rechts auf 22b, 4 legen, Markierungen treffen aufeinander, und die Naht schließen.

3. Dieses Teil nun rechts auf rechts auf Teil 22b, 3 legen, annähen und diesen Vorgang wiederholen, bis alle 5 Teile für das Schneckenhaus zusammengenäht sind.

4. Das Kopfteil laut Markierung rechts auf rechts an das Teil 22b, 5 stecken und nähen.

5. Das Vorderteil nun auf das Volumenvlies bügeln und jeweils im Nahtschatten der Nähte absteppen.

6. Das Band zur Hälfte falten und oben am Kopf auf der Nahtzugabe befestigen (die offenen Bandenden liegen jetzt auf der rechten Stoffseite des Kopfes).

7. Die Schnecke rechts auf rechts auf den grünen Rückseitenstoff stecken und die äußere Kontur, mit Ausnahme der unteren Kante, aufeinandernähen.

8. Nahtzugaben zurückschneiden, Ecken einschneiden und die Schnecke wenden.

9. Jetzt im Nahtschatten von Kopf zu Körper steppen. Das Kopfteil mit Füllwatte füllen und unten mit Handstichen schließen. Mit der Stoffmalfarbe ein kleines Auge aufmalen. Das Band verknoten und evtl. zurückschneiden.

10. Das Schneckenhaus mit Körnern, z. B. Traubenkernen, füllen. Die Öffnung mit Handstichen schließen.

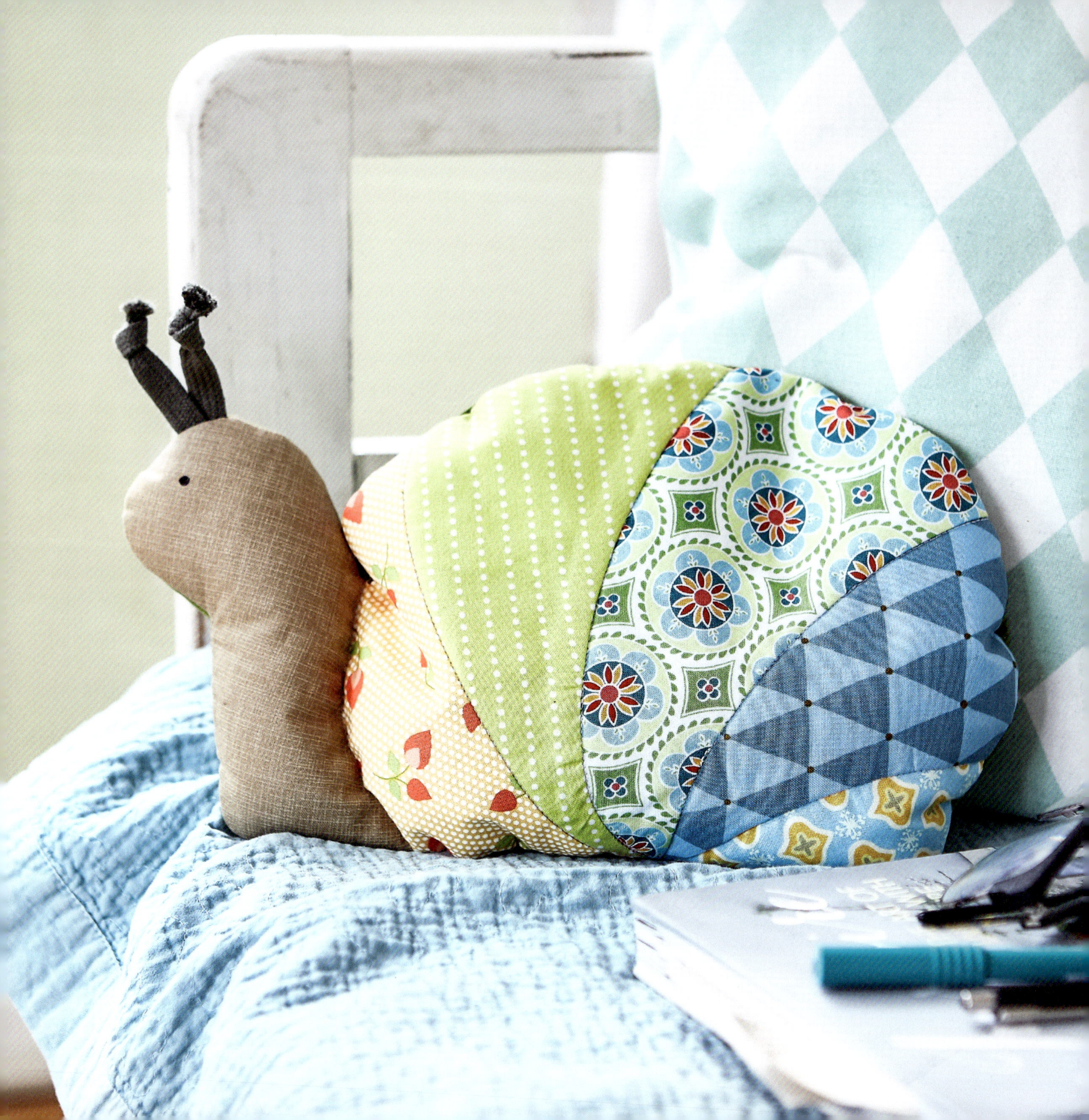

SCHNAUZBART AUS PLÜSCH

Größe: 64 x 20 cm • Vorlage 23 auf Bogen D

Material

- Plüsch in Dunkelbraun, 25 cm
- farblich passendes Nähgarn
- Füllmaterial nach Wahl

So wird's gemacht

1. Den Stoff 2x laut Vorlage im Stoffbruch mit Nahtzugabe zuschneiden.

2. Die Teile rechts auf rechts legen, feststecken und bis auf die Wendeöffnung nähen.

3. Die Nahtzugabe zurückschneiden, die Ecken einschneiden und dann das Kissen wenden.

4. Das Kissen mit Füllmaterial füllen und die Wendeöffnung mit Handstichen schließen.

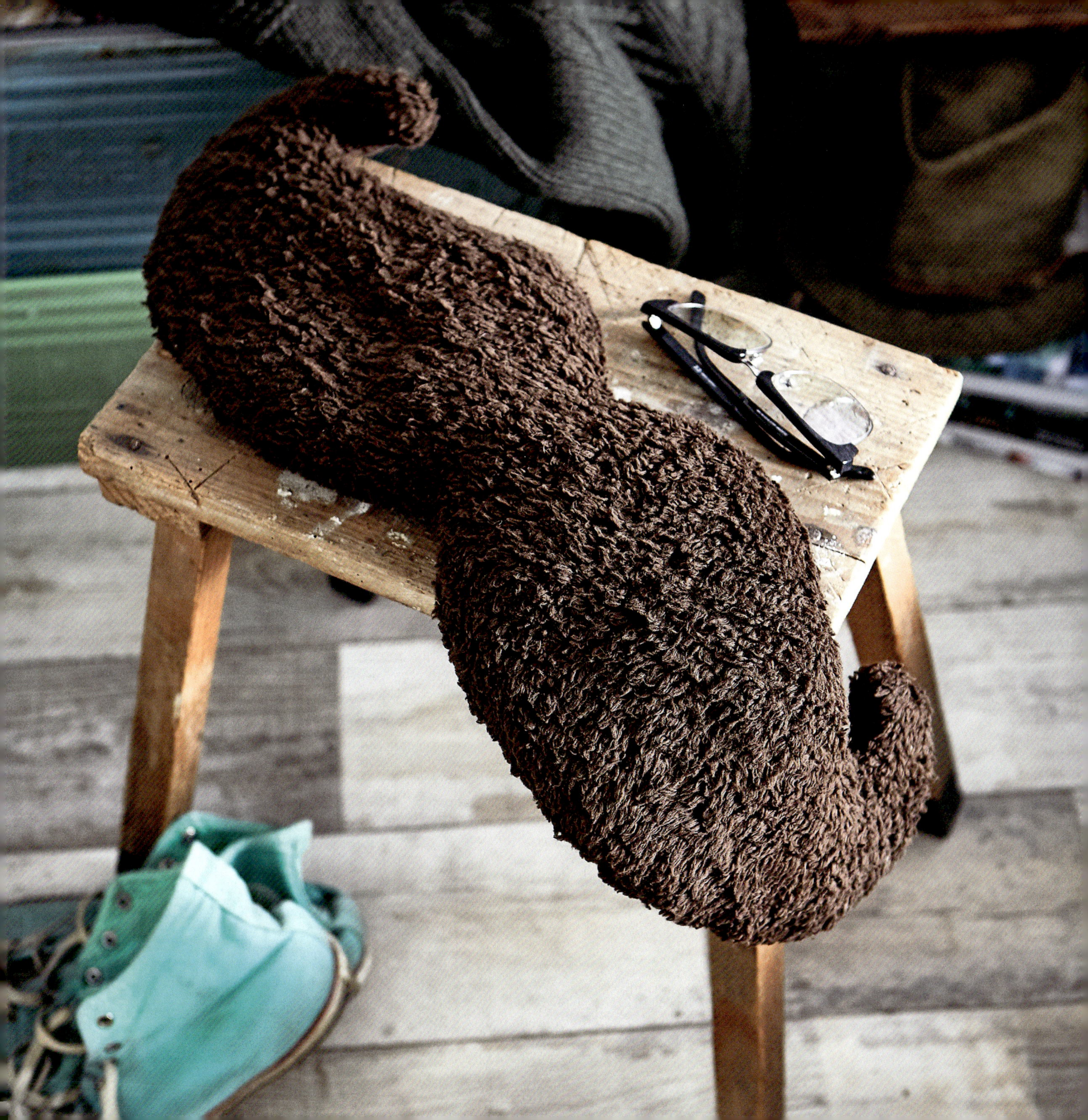

KATZE ZUM ANSCHMIEGEN

Größe: 31 x 26 cm • Vorlagen 24a und 24b auf Bogen C

Material

- Wollfleece in Grau, 35 cm
- heller Baumwollstoff, Rest
- Vliesofix
- Röschen mit Blättern zur Zierde
- Webband, Rest
- Stick- bzw. Applikationsvlies
- Nähgarn in Grau und Weiß
- Trickmarker
- Füllmaterial nach Wahl

So wird's gemacht

1. Den Katzenkopf (Vorlage 24a) laut Schnittmuster im Stoffbruch 2x zuzüglich Nahtzugabe zuschneiden.

2. Die Vorderseite auf das Stickvlies stecken, das Herz (Vorlage 24b) ausschneiden, auf Vliesofix bügeln und aufbügeln. Die Linien für die Augen und Schnurrhaare mit dem Trickmarker auf den Stoff zeichnen.

3. Die aufgezeichneten Linien nachnähen, dabei die Naht mehrmals mit Geradstichen nähen. Dann das Stickvlies vorsichtig entfernen.

4. Das Herz mit einem dreifachen Gradstich applizieren.

5. Das Webband zur Hälfte falten und an der rechten Seite feststecken, die offenen Enden schauen dabei nach außen.

6. Die Rückseite rechts auf rechts auf die Vorderseite legen, feststecken und beide entlang der Ränder bis auf eine Wendeöffnung zusammennähen.

7. Die Nahtzugaben zurückschneiden, die Ecken einschneiden, das Kissen wenden und gut füllen.

8. Die Wendeöffnung mit Handstichen schließen und das Röschen am linken Ohr festnähen.

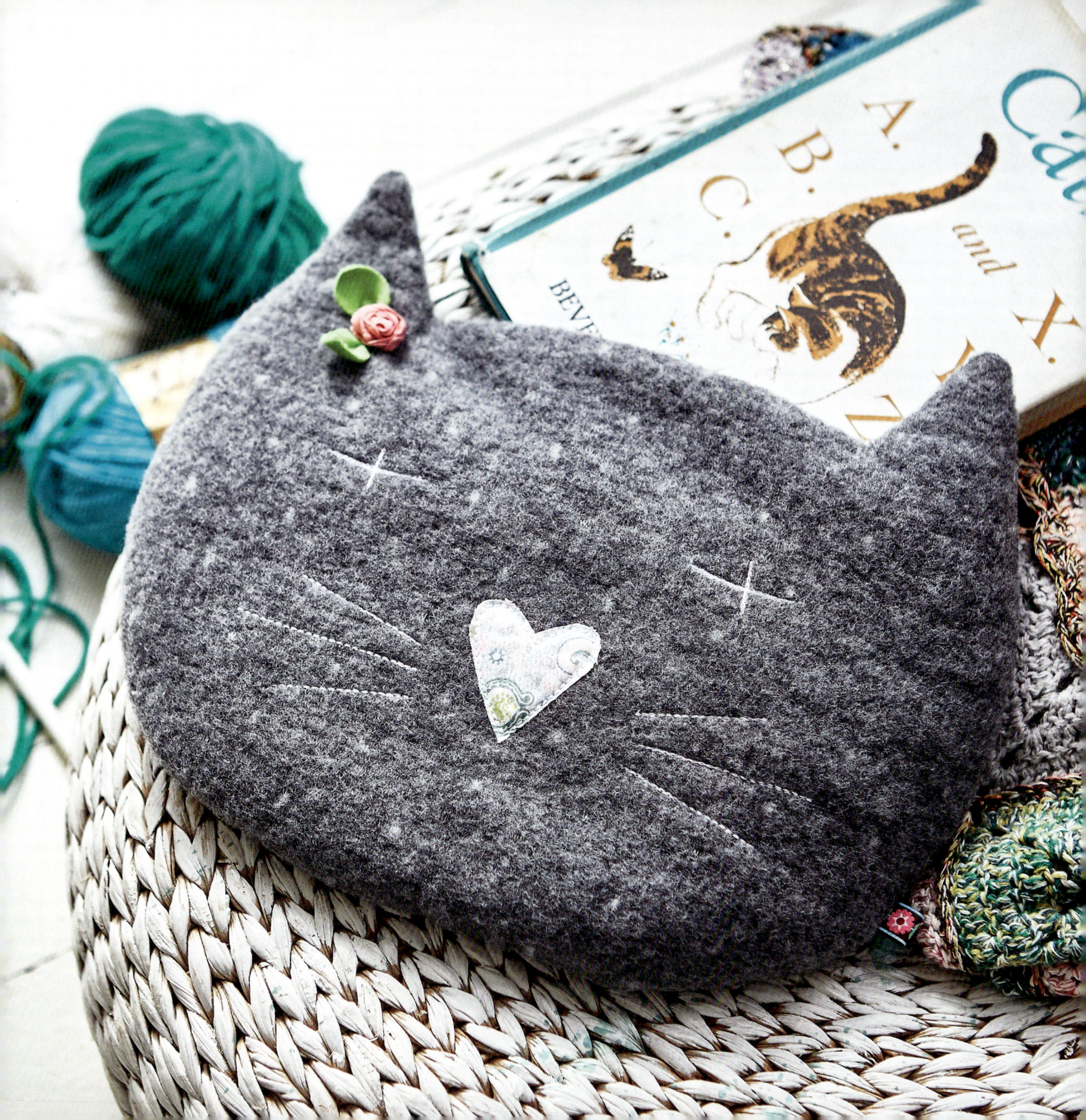
A.
B.
C.
and
X.

MATERIALIEN & HILFSMITTEL

Stoffe

Zum Nähen werden Stoffe aus 100 % Baumwolle benötigt. Dass Baumwollstoffe und -garne verwendet werden, ist deshalb wichtig, weil andere Fasern nicht so hitzebeständig sind und verbrennen können. Aus diesem Grund sollten auch keine Plastikknöpfe verwendet werden. Reißverschlüsse oder Knöpfe aus Metall bitte auch nicht verarbeiten, weil diese zu heiß werden können und Metall in der Mikrowelle nicht verwendet werden sollte.

Die Baumwollstoffe vor dem Nähen waschen, um überschüssige Farbe auszuspülen und um die Gefahr des späteren „Einlaufens" auszuschließen.

TIPP: Dünne Baumwollstoffe doppelt verarbeiten oder mit einem Vlies hinterlegen: Dadurch fühlt sich das Kissen angenehmer an und die dunkle Farbe der Körner schimmert bei hellen Stoffen nicht durch.

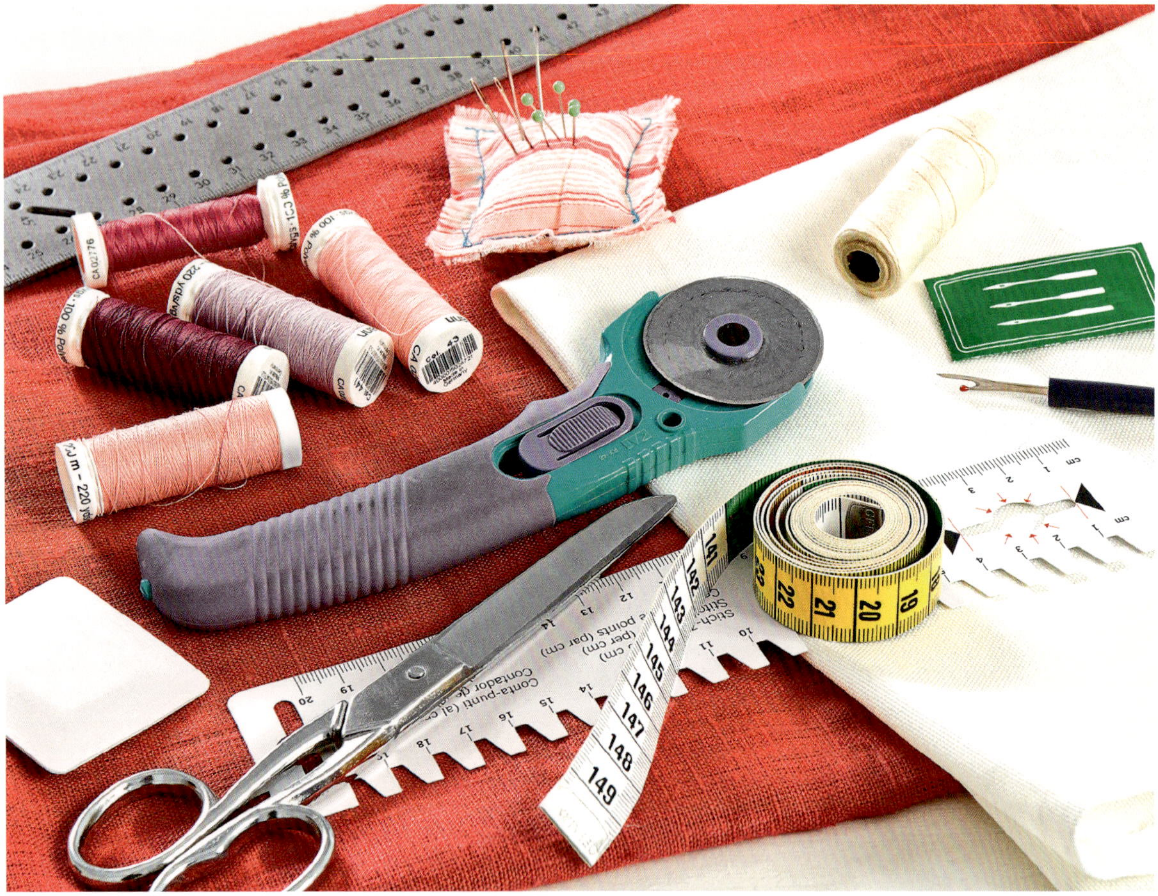

Folgende Materialien und Hilfsmittel werden häufig verwendet und bei den einzelnen Anleitungen nicht mehr extra aufgeführt:

- Nähmaschine
- Bügeleisen
- Schere (Stoff- und Papierschere, eventuell auch noch eine Stickschere)
- Trichter zum Befüllen
- Bleistift
- Stecknadeln
- Handnähnadeln
- Schnittmusterpapier oder -folie
- Lineal
- Handmaß, Maßband

KLEINE NÄHSCHULE

Nähmaschinenstiche

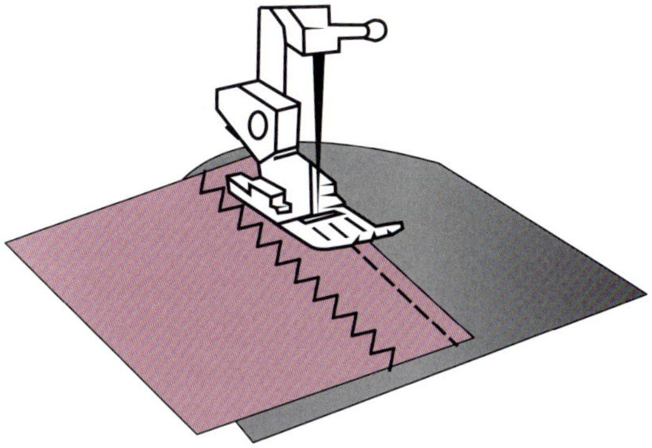

Die am häufigsten verwendeten Stiche sind der gerade Steppstich oder Geradstich und der Zickzackstich.

Verriegeln und Versäubern

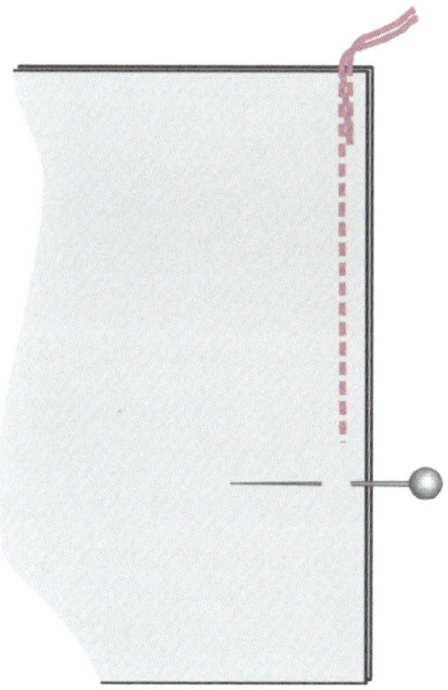

Jede Naht wird am Anfang und Ende verriegelt, dazu werden jeweils ein paar Stiche vorwärts- und rückwärtsgenäht.

Die Stoffschnittkanten können mit dem Zickzackstich umnäht werden, dabei sticht die Nadel abwechselnd in den Stoff und dann neben die Stoffkante. Das Versäubern verhindert ein Ausfransen der Stoffränder. Falls vorhanden, kann man natürlich auch mit der Overlockmaschine oder dem Overlockstich der Nähmaschine versäubern.

Rechts auf rechts

Die späteren Sichtseiten (rechte Stoffseiten) der Stoffe liegen einander zugewandt, die linken Stoffseiten zeigen nach außen.

Nahtzugabe

Wird ein Stoff zu nah an der Schnittkante genäht, reißen Naht und Stoff leicht aus. Deshalb wird in der Regel beim Zuschnitt der Stoffe 0,5 bis 1 cm als Nahtzugabe zugegeben. Wird in den Anleitungen keine Angabe zur Nahtzugabe gemacht, ist diese 0,75 cm breit und in den Maßen und Schnittmustern bereits enthalten. Sind Zuschnittmaße für Streifen oder Rechtecke angegeben, ist das 1. Maß die Breite, das 2. die Höhe.

Stoffbruch

Legt man einen Stoff doppelt, entsteht eine Faltkante, die als Stoffbruch bezeichnet wird. Auf dem Schnittmuster ist der Bruch meist als durchbrochene Linie gezeichnet und entspricht der Mitte des nur halb gezeichneten Teils. Das Schnittmuster wird mit dieser Linie (ohne Nahtzugabe) an die Faltkante des Stoffs gelegt.

Verstürzen

Darunter versteht man das Zusammennähen der rechts auf rechts liegenden Teile und das anschließende Wenden, wofür je nach Stärke des Stoffs und Größe des Teils eine Öffnung von 10 cm oder mehr gelassen wird. Damit die Teile an Ecken und Rundungen sauber gewendet werden können, müssen die Nahtzugaben hier eingeschnitten bzw. zurückgeschnitten werden. Die Nahtzugaben an der Wendeöffnung werden jedoch nicht zurückgeschnitten. Sie werden nach dem Wenden nach innen gelegt, gebügelt und mit einem Handstich geschlossen.

Ecken

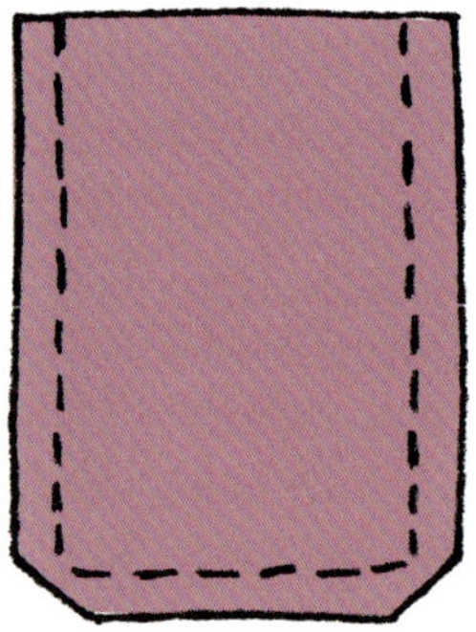

Vor dem Wenden von eckigen Formen müssen die Nahtzugaben an den Ecken bis ca. 1 oder 2 mm vor die Naht (nicht weiter!) schräg abgeschnitten werden.

An Innenecken, wie z. B. an der Spitze in der oberen Herzmitte, die Nahtzugaben bis dicht an die Nahtecke einschneiden.

Rundungen

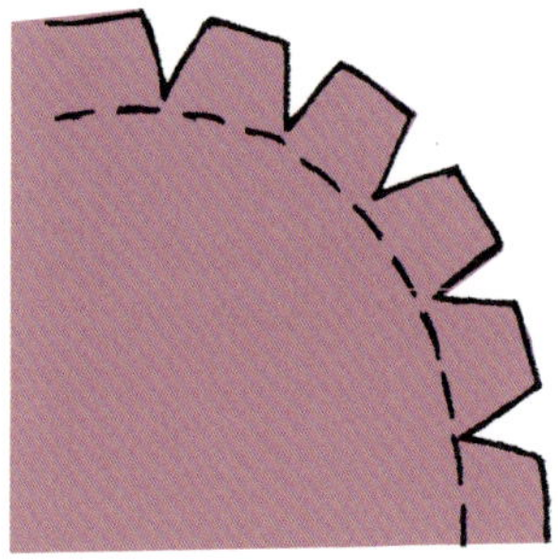

An Rundungen werden die Nahtzugaben in kleinen Abständen bis dicht an die Naht eingeschnitten bzw. kleine Dreiecke aus der Nahtzugabe ausgeschnitten.

Wendeöffnungen schließen: Leiterstich

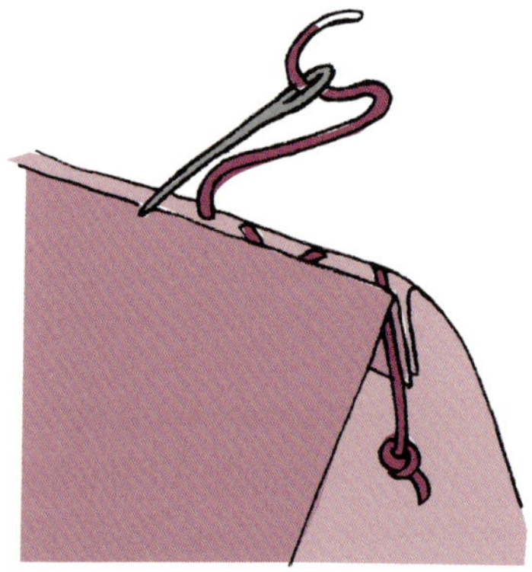

Wendeöffnungen schließt man am besten von Hand. Mit dem Leiterstich (auch „unsichtbarer Saumstich" oder „Blindstich") können eingeschlagene Stoffkanten „unsichtbar" zusammengenäht werden. Gearbeitet wird von rechts nach links. Durch den Einschlag der unteren und oberen Kante stechen, die Nadel ca. 6 mm durch den Stoff des oberen Einschlags führen, ausstechen und auf gleicher Höhe in den unteren Einschlag stechen. Die Nadel wieder ca. 6 mm durch den Stoff führen usw.

Zwischenfassen

Werden Stoffteile oder Bänder zwischen 2 Stofflagen mit angenäht, spricht man von „Zwischenfassen". Die Stoffteile oder Bänder an der vorgesehenen Stelle auf die rechte Seite eines Stoffteils heften oder nähen. Dann das 2. Stoffteil rechts auf rechts über das 1. legen, sodass alle Teile, die nach dem Wenden sichtbar sein sollen, zwischen den beiden Stofflagen liegen. Eventuell das Teil zur Probe vor dem Nähen wenden. Die Naht wie beschrieben ausführen und das Nähstück wenden.

Applizieren

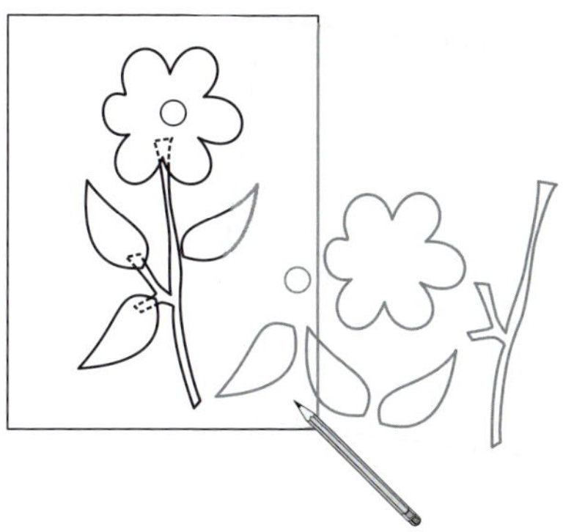

Vorbereitung: Das doppelseitig aufbügelbare Vlies (Vliesofix) mit der Papierseite nach oben über die Vorlagen legen. Die Teile, die aus einem Stoff ausgeschnitten werden sollen, relativ dicht nebeneinander (ca. 0,5 bis 1 cm Abstand) aufzeichnen. Die Vorlagen auf dem Bogen sind in der Regel bereits gespiegelt, sodass sie direkt aufgezeichnet werden können. Ist ein Fadenlauf eingezeichnet, die Teile für einen Stoff jeweils in der gleichen Richtung aufzeichnen.

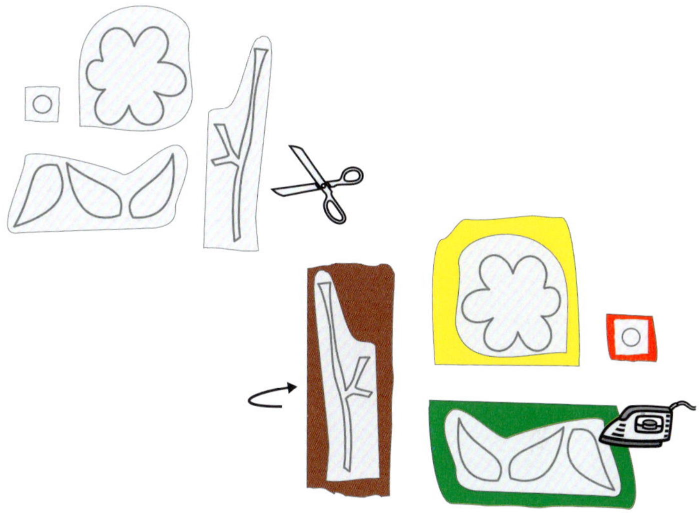

Teile mit der Papierschere grob ausschneiden und auf die linken Seiten der gewünschten Stoffe bügeln, dabei – falls nötig – auch auf den Fadenlauf achten. Anschließend die Teile exakt ausschneiden.

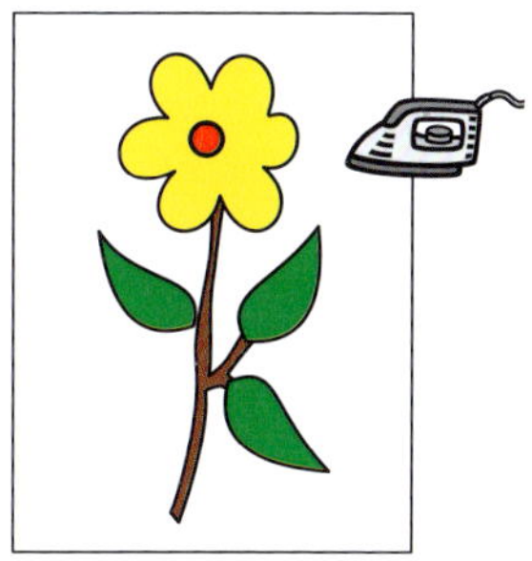

Applizieren: Dann das Schutzpapier abziehen, das Motiv platzieren und mit einem feuchten Tuch fest aufbügeln. Dabei das Bügeleisen Stück für Stück aufdrücken und nicht hin- und herschieben.

Zum Schluss die Teile, wie in der Anleitung beschrieben, oder mit einem engen Zickzackstich (Stichlänge = 0,2/Stichbreite = 3) festnähen.

Webbänder aufnähen

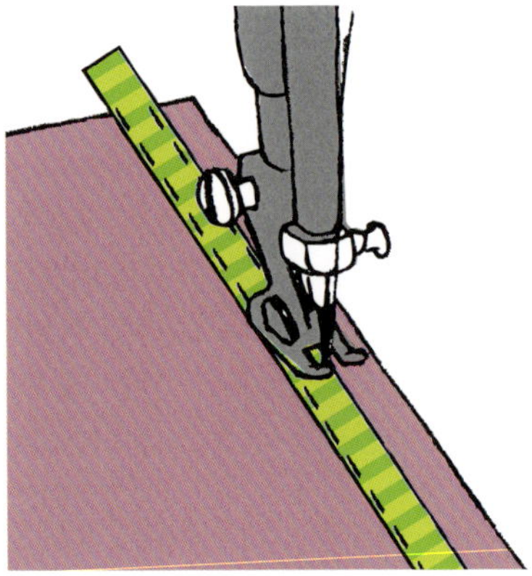

Webbänder dienen ebenfalls als Dekorationselement, damit kann man auch sehr schön Nähte verdecken. Es gibt unendlich viele Arten von Webbändern, in den verschiedensten Breiten, Qualitäten, Mustern, mit Bommeln, mit Spitze... Je nach Muster näht man sie knapp an den Kanten mit einem einfachen Gradstich oder auch Zickzackstich auf. Wenn zwei Nähte gesetzt werden, sollten sie in dieselbe Richtung genäht werden, damit sich das Webband später nicht verzieht. Auf jeden Fall das Band zuvor mit Nadeln oder mit einem speziellen doppelseitigen Klebstreifen auf dem Stoff fixieren, damit es nicht verrutscht.

Paspel

Eine beliebte Möglichkeit, Nähte zu verzieren, sind Paspeln, an Nähten zwischengefasste Bänder. Oft sind sie kontrastfarben und setzen besondere Akzente. Sie können wulstartig mit Kordel sein („Keder") oder flach.
Der Fachhandel bietet bereits vorgefertigte Paspelbänder an. Mit zugeschnittenen Schrägstreifen oder fertig gekauftem Schrägband und einer Kordel lassen sich Paspeln aber auch einfach selbst herstellen.

Paspel anfertigen

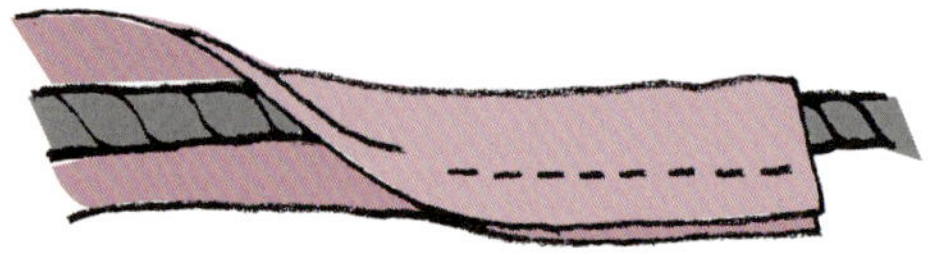

Das Schrägband mittig der Länge nach links auf links zur Hälfte falten und die Kordel in den Bruch schieben. Das Schrägband erst heften, anschließend mit dem einseitigen Reißverschlussfuß dicht an der Kordel steppen.

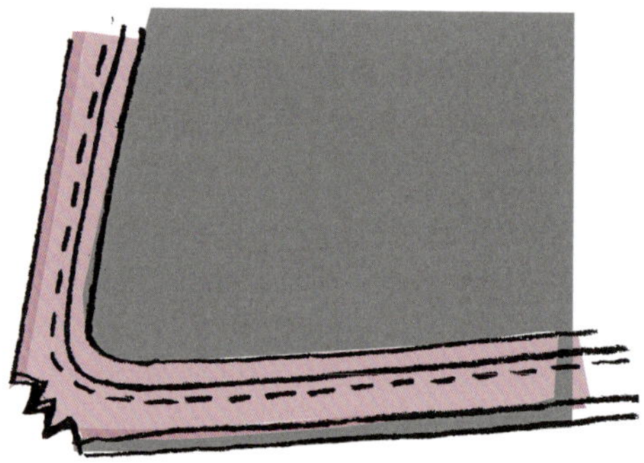

Das Paspelband sollte immer etwa 2 cm länger sein als die Naht, die damit verziert wird.
Die Paspel auf die rechte Stoffseite der Kissenvorderseite oder -rückseite direkt neben die markierte Nahtlinie (blau) heften.
Die wulstartige Verdickung der Paspel zeigt dabei in das Innere des Nähguts, der flache Bandansatz liegt auf der Nahtzugabe.
An den Ecken das Band rund legen und die Nahtzugabe einschneiden. Soll wie bei einem Kissen eine geschlossene Naht mit einer Paspel eingefasst werden, trennt man die letzten 2 cm des Paspelbandes auf und schneidet die Kordel so ab, dass sie exakt auf den Anfang stößt. Die offene Kante des oberen Paspelstücks wird ca. 1 cm nach innen eingeschlagen und um das

Anfangsstück gelegt. Anschließend die Paspel dicht an der Wulst mit dem Paspel- oder Reißverschlussfuß feststeppen. Je nach Modell kann gleich die zweite Stoffseite mitgefasst oder in einem späteren Arbeitsschritt angenäht werden (siehe Anleitung). Dann die zweite Naht knapp neben die erste setzen, damit diese später nicht sichtbar ist.

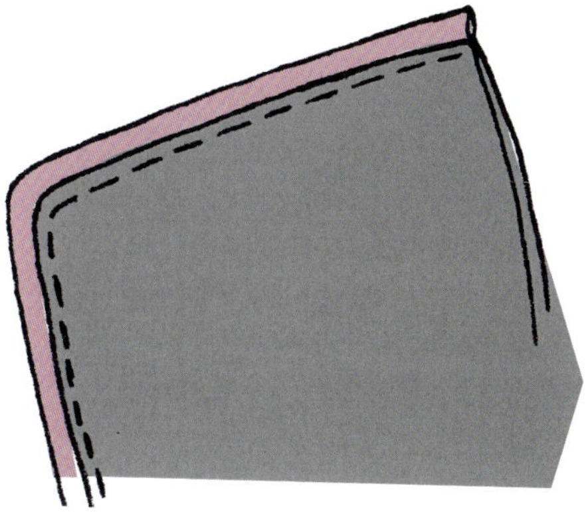

Das Nähgut wenden. Die Paspel liegt nun außen und „blitzt" an der Naht dekorativ hervor.

Inlett nähen

Ein Inlett für die Körnerkissen ist durchaus nützlich, so kann der Bezug bei Bedarf gewaschen werden. Für das Inlett einen einfachen Baumwollstoff zweimal zuschneiden, rechts auf rechts legen und ringsherum zusammennähen, dabei eine Wendeöffnung lassen. Das Inlett wenden, mit den Körnern füllen und die Öffnung von Hand zunähen.

Trennnähte

Bei größeren Körnerkissen ist es sinnvoll, die Körner durch Trennnähte auf mehrere Kammern zu verteilen. So bleiben diese auch bei Gebrauch gleichmäßig verteilt und rutschen nicht in eine Ecke des Kissens.
Je nach Modell können vor dem Einfüllen der Körner mehrere Kammern abgenäht werden. Dazu eine Seitennaht des Kissens zunächst offen lassen, das Kissen auf rechts wenden. Die Nahtzugaben der offenen Kissenseite nach innen einschlagen, dann die Trennnähte in farblich passendem Garn durch alle Stofflagen nähen. Nach dem Befüllen die Öffnung knappkantig zunähen.

Die Trennnähte können auch nach dem Einfüllen der Körner genäht werden. Die Körner zunächst gleichmäßig im flach liegenden Kissen verteilen. Im Verlauf der zu nähenden Trennnaht die Körner mit den Fingerkuppen etwas zur Seite schieben und mit Stecknadeln zwei parallele Linien im Abstand der Nähfußbreite abstecken. Die Trennnaht zwischen den Stecknadellinien nähen.

Die Trennnähte, mit denen die Korn- oder Kernkammern verschlossen werden, werden meist im Nahtschatten von Nähten gesetzt, mit denen zwei Stoffstücke aneinandergefügt wurden.

Verdeckter Klettverschluss

Der eingenähte Klettverschluss ermöglicht einen leichten Austausch der Füllung bzw. des Inletts. Außerdem kann die Kissenhülle bei Bedarf gewaschen werden.

Die Kanten, an die der Klettverschluss genäht wird, jeweils 1x in angegebener Breite nach rechts umbügeln. Ist das Klettband 1 cm breit, wird die Schnittkante 0,5 cm breit nach rechts umgebügelt. Je nach Anleitung die Klettstreifen auf ganzer Länge bis zum Beginn der Nahtzugaben oder mittig jeweils auf der rechten Stoffseite an die Kante nähen, sodass die Stoffschnittkante vom Klettband verdeckt wird. Das Klettband knappkantig ringsherum festnähen.

Für Modelle, die nur einen kleinen Klettverschluss erhalten, zunächst die Nahtlinie vervollständigen: Die Stoffzuschnitte rechts auf rechts legen, Klettband auf Klettband. Auf beiden Seiten des Klettbandes von der Außenkante an der Schmalseite des Klettbandes entlang und im rechten Winkel zur Seite nähen.

Die Stoffzuschnitte für Vorderseite und Rückseite der Kissen rechts auf rechts legen und zusammennähen. Ist der Klettverschluss an der Seite, liegen hierbei die Klettbänder rechts auf rechts aufeinander. Soll der Verschluss in der Mitte der Rückseite liegen, die Klettbänder rechts auf rechts aufeinanderlegen (also verhaken) und dann in eine Richtung klappen.
Nach dem Nähen die Nahtzugaben über Eck bis kurz vor die Naht zurückschneiden, so lässt sich das Kissen besser wenden.

Knopflöcher nähen

Heute haben haushaltsübliche Nähmaschinen in der Regel eine Knopflochfunktion, mit deren Hilfe der Knopf ausgemessen wird und sich das Knopfloch fast von alleine näht. Mehr dazu erläutert die Gebrauchsanleitung der jeweiligen Nähmaschine. Aber auch ohne diese Funktion lassen sich Knopflöcher fertigen.

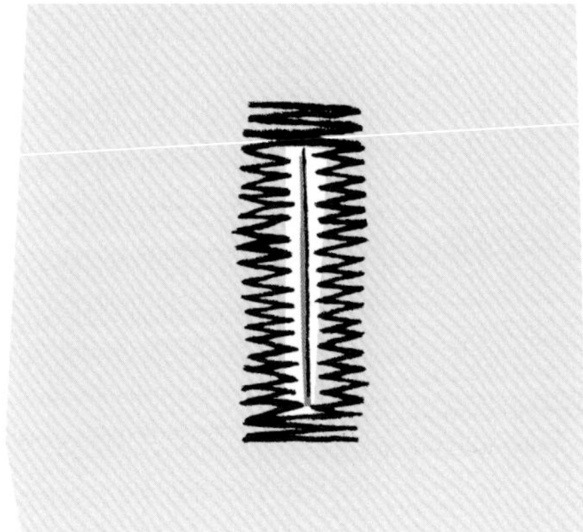

Dafür einen dichten Zickzackstich von etwa 3 mm wählen.
Das Knopfloch auf der rechten Stoffseite markieren. Zunächst die linke Seite bis zum Ende der Markierung nähen. Jetzt die doppelte Stichbreite einstellen und am unteren Knopflochabschluss mehrere Stiche mit versenktem Stofftransport nähen. Dann die rechte Knopflochseite wieder in der ursprünglichen Stichbreite nähen. Den oberen Knopflochabschluss in der doppelten Stichbreite auf die beschriebene Art sichern.

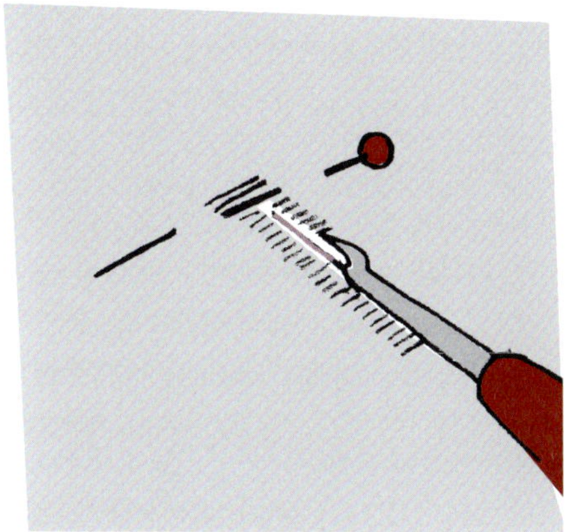

Zum Öffnen des Knopflochs den oberen Abschluss mit einer quer eingesteckten Nadel sichern. Mit einer kleinen, spitzen Schere oder dem Nahttrenner das Innere des Knopflochs öffnen.

Knöpfe annähen

Die meisten Nähmaschinen verfügen über ein automatisches Programm, mit dem man mühelos Knöpfe annähen kann. Aber auch mit älteren Nähmaschinen kann man Knöpfe annähen und erspart sich die mühsame Handarbeit. Dafür den Transporteur versenken und den Knopfnähfuß einsetzen; alternativ den Nähfuß entfernen und den Knopf unter die Nähfußhalterung legen. Einen kleinen Zickzackstich einstellen (die Breite sollte dem Abstand zwischen den Knopflöchern entsprechen) und wenige Stiche an der Stelle nähen, an der der Knopf angenäht werden soll, um den Faden zu verriegeln. Dann den Knopf darauflegen und mit der Nadel vorsichtig in ein Knopfloch hineinstechen. Nun langsam am Handrad drehen und die Stichbreite überprüfen. Wenn die Nadel mühelos zwischen den Knopflöchern „wandert", ein paar Zickzackstiche nähen. Den Faden etwa 10 cm lang abschneiden, per Hand auf die Kopfunterseite ziehen, mit dem Anfangsfaden verknoten und dicht am Knopf abschneiden.

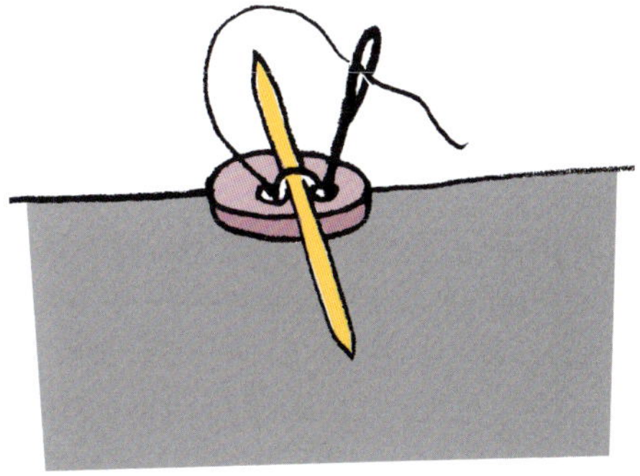

Soll ein Knopf mit „Stiel", also etwas Abstand zum Stoff, angenäht werden, legt man ein Holzstäbchen (z. B. ein Streichholz oder einen Zahnstocher) zwischen die Knopflöcher.

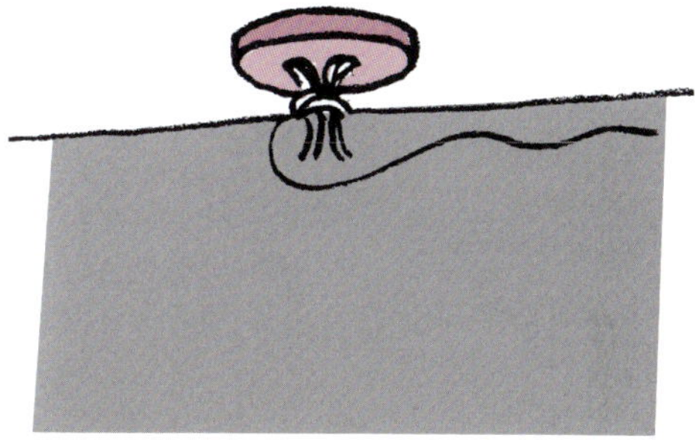

Das Stäbchen nach dem Annähen entfernen, den Knopf hochziehen und den Faden mehrmals um den Stiel wickeln.

Impressum

Autor: Ursula Prodinger, www.naehhaus.de

Fotos: Markus Dietze, Offenburg
Styling & Location: REVIER 51
Produktmanagment und Redaktion: Xenia Kuczera
Lektorat: Dr. Katrin Korch, literatur-und-mehr.de
Covergestaltung: GrafikwerkFreiburg
Layout: GrafikwerkFreiburg
Satz: GrafikwerkFreiburg
Reproduktion: RTK & SRS mediagroup GmbH
Druck und Verarbeitung:
Neografia a.s.
Sučianska 39A
03861 Martin-Priekopa
Slowakei

EIN BUCH DER CHRISTOPHORUS VERLAG GmbH & Co. KG
Römerstraße 90
D-79618 Rheinfelden
buchverlag@c-verlag.de

ISBN 978-3-8410-6480-6
Art.-Nr. 6480

1. Auflage 2018

Herstellerverzeichnis

- buttinette Textil-Versandhaus GmbH, buttinette.com
- c. pauli GmbH, c-pauli.de

Alle Materialien sind im Hobbyfachhandel erhältlich.